临床合理用药与常见病治疗

于娟娟 等主编

上海科学普及出版社

图书在版编目（CIP）数据

临床合理用药与常见病治疗 / 于娟娟等主编 . -- 上
海：上海科学普及出版社， 2024.6
ISBN 978-7-5427-8722-4

Ⅰ．①临… Ⅱ．①于… Ⅲ．①常见病－用药法 Ⅳ.
① R452

中国国家版本馆 CIP 数据核字（2024）第 092431 号

责任编辑　胡　伟

临床合理用药与常见病治疗

于娟娟　等主编

上海科学普及出版社出版发行

（上海中山北路 832 号　　邮政编码　200070）

http://www.pspsh.com

各地新华书店经销　　　　　三河市铭诚印务有限公司印刷

开本　787×1092　　1/16　　印张　12.25　　字数 210 000

2024 年 6 月第 1 版　　　　　2024 年 6 月第 1 次印刷

ISBN　978-7-5427-8722-4　　定价：98.00 元

《临床合理用药与常见病治疗》

编委会

主　编：于娟娟　枣庄市立医院

　　　　李思侠　枣庄市立医院

　　　　张文靓　枣庄市妇幼保健院

　　　　杜玲玲　枣庄市薛城区中医院

　　　　王相璞　枣庄市市中区永安镇中心卫生院

　　　　李志燕　枣庄市立医院

副主编：申　康　枣庄市中医医院

　　　　梁　娜　枣庄市立医院

　　　　程明申　枣庄市山亭区桑村镇中心卫生院

　　　　李　娟　枣庄市立医院

　　　　李　祥　枣庄市立医院

　　　　楚效娥　枣庄市薛城区陶庄镇中心卫生院

前　言

在医学的浩瀚星海中，合理用药与精准治疗始终是照亮患者康复之路的璀璨灯塔。随着医学科技的飞速发展，疾病谱的不断变化，以及药物研发的日新月异，如何在临床实践中实现"对症下药"，确保治疗的安全、有效与经济性，已成为每一位医疗工作者面临的重大课题。《临床合理用药与常见病治疗》一书的问世，正是基于这一时代需求，旨在为广大医务工作者提供一本既具理论深度又富实践指导意义的参考书。

本书精心编纂，旨在构建一个全面、系统、科学的临床合理用药框架。我们深知，每一种疾病都有其独特的病理生理过程，不同的患者群体在疾病表现、病程进展及并发症等方面亦存在显著差异。因此，本书摒弃了"一刀切"的传统治疗模式，转而强调"个体化治疗"与"精准医疗"的理念。通过深入剖析每种疾病的临床分型、并发症特点，我们为每一种情况量身定制了相应的药物治疗原则和方案建议。

在编写过程中，我们特别注重了内容的实用性与可操作性。每一章节均围绕常见疾病展开，从病因分析、诊断要点到治疗原则，层层递进，条理清晰。在药物治疗方案的制定上，我们不仅考虑了药物的疗效与安全性，还兼顾了患者的经济承受能力，力求在保障治疗效果的同时，减轻患者的经济负担。此外，本书还详细阐述了药物的正确使用方法，包括用药途径、剂量调整、用药时间间隔及疗程安排等，为临床医师提供了详尽的用药指导。

最后，我们衷心希望《临床合理用药与常见病治疗》能够成为住院医师、药师、实习医师、基层医务工作者以及高等医学院校学生的良师益友，为他们的临床实践与学术研究提供有力的支持与帮助。让我们携手并进，在探索医学奥秘的道路上不断前行，为人类的健康事业贡献我们的智慧与力量。

目 录

第一章　呼吸系统疾病

第一节　急性化脓性扁桃体炎

【概述】

急性扁桃体炎为腭扁桃体的非特异性急性炎症，往往伴有程度不等的咽黏膜及咽淋巴组织的急性炎症，是很常见的咽部疾病，多发生于儿童与青少年。急性扁桃体炎属于中医的"烂乳蛾"范畴。临床上以咽痛、发热为主要症状。

【病因】

急性化脓性扁桃体炎，包括急性滤泡性扁桃体炎和急性隐窝性扁桃体炎两种类型。

1.急性滤泡性扁桃体炎　炎症侵及扁桃体实质内的淋巴滤泡，引起充血、肿胀，甚至化脓。隐窝口可呈现黄白色斑点。

2.急性隐窝性扁桃体炎　扁桃体充血、肿胀。脱落上皮、纤维蛋白、脓细胞、细菌等组成的渗出物充塞于隐窝内，并从窝口排出，有时连成一片形似假膜，易于拭去。

急性化脓性扁桃体炎的主要致病菌为乙型或甲型溶血性链球菌，其他病原菌有葡萄球菌、链球菌等。近年发现有革兰氏阴性杆菌如大肠埃希菌、变形杆菌以及厌氧菌等。厌氧菌感染常形成假膜和并发冠状动脉粥样硬化性心脏病（简称冠心病）。细菌与病毒混合感染者亦较多见。

【临床表现】

（1）起病急，患者呈急性病容，全身可有畏寒、鼻腔鼻窦炎、头痛、食欲缺乏、便秘、四肢酸痛等，婴幼儿患者体温过高者可引起抽搐、呕吐及昏迷。

（2）局部咽痛剧烈，吞咽时加重，耳部可有反射性疼痛。

（3）下颌角淋巴结肿大时，可感到转头不便。检查可见口臭、舌苔厚黄，咽充血，扁桃体炎明显，隐窝口有黄白色脓点或片状假膜，但不超过扁桃体范围，易拭去，不留出血创面，有的壁淋巴滤泡红肿并有脓点。

（4）血常规检查提示白细胞总数增高，中性粒细胞百分比增高。

【诊断要点】

（1）以发热为主，起病急，畏寒、高热、头痛、便秘、乏力、食欲减退、全身酸痛。小儿可因高热出现抽搐、昏睡及呕吐等。

（2）以咽部剧痛为主，可放射至耳部，常伴吞咽困难，幼儿可因之拒食，流口水，哭闹不安。

（3）患者呈急性病容，面色潮红，呼吸快，脉洪大有力。

（4）化脓性患者的扁桃体充血肿大，隐窝口处可有黄白色脓点，或连成一片形似假膜，但不超出扁桃体范围，腭舌弓、腭咽弓亦可有明显充血。颌下淋巴结可有肿大、压痛。

【药物治疗】

药物包括全身应用抗生素、口腔含漱和中药。

1.抗生素 适用的抗生素包括青霉素类、头孢菌素类、大环内酯类以及合成的抗生素等。

（1）目前，青霉素仍是首选，如400万U静脉滴注，每日2次，一般在用药3～5日后症状好转，疗程1周左右。

（2）如青霉素皮试过敏或使用2～3日效果不明显，换用林可霉素1.8～2.4g静脉滴注，每日1次，或环丙沙星0.2g静脉滴注，每日2次。

（3）病情好转后可口服抗生素，如氨苄西林、阿莫西林、复方磺胺甲噁唑等，一般用药1周左右可缓解或治愈。

（4）治疗早期或高热时，以及局部水肿较重者可适量加用糖皮质激素，如地塞米松5mg入液静脉滴注。若经治疗1周左右病情无明显改善，或咽痛单侧加重，检查见单侧腭舌弓隆起、充血、水肿，则考虑有扁桃体周围炎或脓肿形成，除静脉滴注抗生素加激素外，给予甲硝唑注射液250mL，静脉滴注每日1～2次，咽痛超过4～5日局部隆起明显则行扁桃体周围间隙穿刺抽脓或切开。

2.含漱剂、喷剂

（1）六神丸：含有人工牛黄、珍珠粉、冰片、麝香、雄黄等成分，有消肿解毒的作用。用于急、慢性咽炎及扁桃体炎。含化，每次10粒，每日2次，孕妇忌用，心脏病患者慎用。

（2）0.2%呋喃西林：由呋喃西林2g，加蒸馏水1000mL而成，有杀菌作用，用于急、慢性咽炎、急性扁桃体炎。含漱，每日4～5次。

（3）其他药物：如复方硼酸含漱液、克菌定、含碘喉片、西瓜霜含片、健民咽喉片、金嗓清音丸等，有杀菌、抑菌、清热解毒、消肿止痛等作用。

【预后及注意事项】

1.预后

（1）积极治疗者，预后良好。

（2）对已有并发症者，施行扁桃体切除术后可痊愈。

2.注意事项

（1）注意保持冷热适宜，适当增减衣物。

（2）活动出汗之后要及时脱掉湿衣服，避免受凉。

（3）积极治疗，否则高热很容易引发感染，从而导致化脓性扁桃体炎。

（4）均衡膳食，加强营养。

（5）养成良好的生活习惯。

（6）防止上呼吸道感染。

（7）加强体育锻炼，增强体质，提高机体抵抗力。

第二节 急性气管－支气管炎

【概述】

急性气管–支气管炎是由感染、物理、化学刺激或变态反应等因素引起的急性气管–支气管的炎性改变。多为散发，无流行倾向，年老体弱者易感。临床症状主要为咳嗽和咳痰。本病常发生于寒冷季节或气候突变时，也可由急性上呼吸道感染迁延不愈所致。

【诊断要点】

1.临床特点 起病较急，通常全身症状较轻，发病初期常表现为上呼吸道感染症状，初为刺激性咳嗽及胸骨后疼痛。早期痰量不多，但痰难咳出，2～3日后痰液可由黏液性转为黏液脓性。患者受凉、吸入冷空气或刺激往往可使咳嗽加剧或诱发咳嗽。患者在晨起时或夜间咳嗽常常较为显著。咳嗽剧烈时常伴有恶心、呕吐及胸部、腹部肌肉疼痛。如伴有支气管痉挛，可有哮鸣和气急。病情有一定的自限性，但可迁延数周查体可无明显阳性表现。也可以在两肺听到散在干、湿啰音，部位不固定，咳嗽后可减少或消失。

2.辅助检查

（1）血常规分析：周围血白细胞计数可正常。由细菌感染引起者，可伴白细胞总数和中性粒细胞百分比升高，血沉加快。

（2）胸部X线检查：大多为肺纹理增强，少数无异常发现。

（3）微生物检查：痰培养可发现致病菌。

【诊断与鉴别要点】

根据病史、咳嗽和咳痰等呼吸道症状，两肺散在干、湿性啰音等体征，结合血象和X线胸片，可做出临床诊断。病毒和细菌检查有助于病因诊断，需与下列疾病相鉴别。

1.流行性感冒 起病急骤，发热较高，全身中毒症状（如全身酸痛、头痛、乏力等）明显，呼吸道局部症状较轻。流行病史、分泌物病毒分离和血清学检查，有助于鉴别。

2.急性上呼吸道感染 鼻咽部症状明显，咳嗽轻微，一般无痰。肺部无异常体征。胸部X线正常。

3.其他肺部疾病 如支气管肺炎、肺结核、肺癌、肺脓肿、麻疹等多种疾病可表现为类似的咳嗽咳痰表现，胸部X线检查及密切观察可以鉴别。

【治疗要点】

1.一般治疗 多休息，多饮水，避免劳累，注意保暖。

2.对症治疗 咳嗽无痰或少痰，可用右美沙芬、喷托维林镇咳，对久咳不愈少痰的患者，必要时可使用可待因：10～30mg，每日4次口服。咳嗽有痰且不易咳出，可选用盐酸氨溴索口服溶液（沐舒坦）100mL：0.6g，每日3次，或溴己新（必嗽平）16mg，每3次，也可雾化帮助祛痰，较为常用的为兼顾止咳和化痰的棕色合剂，发生支气管痉挛时，可用平喘药如茶碱类、β受体激动剂、抗胆碱能阻滞剂等。发热可用解热镇痛药对症处理。

3.抗生素治疗 有细菌感染证据时应及时使用。可以首选新大环内酯类、青霉素类，亦可选用头孢菌素类或喹诺酮类等药物。多数患者口服抗生素即可，症状较重者可经肌内注射或静脉滴注给药，少数患者需要根据病原体培养结果指导用药。

第三节 慢性支气管炎急性加重

【概述】

慢性支气管炎简称慢支，是指气管、支气管黏膜及其周围组织的慢性非特异性炎症。临床上以咳嗽、咳痰或伴有喘息及反复发作的慢性过程为特征。

【病因】

慢性支气管炎急性加重多数为吸烟的慢性阻塞性肺疾病患者。病情缓慢进展，常并发阻塞性肺气肿，甚至肺动脉高压、肺源性心脏病。它是一种严重危害人类健康的常见病，尤以老年人多见。可能病原菌：病毒感染的占20%～50%；其他为肺炎衣原体、肺炎支原体、肺炎链球菌、流感杆菌、卡他莫拉菌感染；与吸烟及空气污染有关。

【临床表现】

1.症状 多缓慢起病，病程较长，反复急性发作而加重。主要症状有慢性咳嗽、咳痰、喘息。开始症状轻微，如吸烟、接触有害气体、过度劳累、气候变化或受冷感冒后，则引起急性发作或加重。或由上呼吸道感染迁延不愈，发展为慢性支气管炎。到夏天气候转暖时多可自然缓解。

（1）咳嗽：支气管黏膜充血、水肿或分泌物积聚于支气管腔内均可引起咳嗽。咳嗽严重程度视病情而定，一般晨间咳嗽较重，白天较轻，晚间睡前有阵咳或排痰。

（2）咳痰：由于夜间睡眠后管腔内蓄积痰液，加上副交感神经相对兴奋，支气管分泌物增加，因此，起床后或体位变动引起刺激排痰，常以清晨排痰较多，痰液一般为白色黏液或浆液泡沫性，偶可带血。若有严重而反复咯血，提示严重的肺部疾病，如肿瘤。急性发作伴有细菌感染时，则变为黏液脓性，咳嗽和痰量亦随之增加。

（3）喘息或气急：喘息性慢性支气管炎有支气管痉挛，可引起喘息，常伴有哮鸣音。早期无气急现象。反复发作数年，并发阻塞性肺气肿时，可伴有轻重程度不等的气急，先有劳动或活动后气喘，严重时活动则喘甚，生活难以自理。

2.体征 早期可无任何异常体征。急性发作期可有散在的干、湿啰音，多在背部及肺底部，咳嗽后可减少或消失。喘息型者可听到哮鸣音及呼气延长，而且不易完全消失。

【诊断要点】

（1）慢支多缓慢起病，病程较长，如吸烟、接触有害气体、过度劳累、气候变化或受冷感冒后，则引起反复急性发作或加重。

（2）主要症状有慢性咳嗽、咳痰、喘息。

（3）一周内出现脓性或黏液脓性痰，痰量明显增加。

（4）可有散在的干、湿啰音，多在背部及肺底部，咳嗽后可减少或消失。

【治疗要点】

1.控制感染　视感染的主要致病菌和严重程度或根据病原菌药敏选用抗生素。轻者可口服，较重患者用肌内注射或静脉滴注抗生素。常用的有青霉素G、红霉素、氨基糖苷类、喹诺酮类、头孢菌素类抗生素等，能单独应用窄谱抗生素应尽量避免使用广谱抗生素，以免二重感染或产生耐药菌株。

2.祛痰、镇咳　对急性发作期患者在抗感染治疗的同时，应用祛痰、镇咳药物，以改善症状。迁延期患者应坚持用药，以求消除症状。常用药物有氯化铵合剂、溴己新等。中成药止咳也有一定的效果。对老年体弱无力咳痰者或痰量较多者，应以祛痰为主，协助排痰，畅通呼吸道。应避免应用强的镇咳剂，如可卡因等。以免抑制中枢及加重呼吸道阻塞和炎症，导致病情恶化。

3.解痉、平喘　常选用氨茶碱、特布他林等口服或用沙丁胺醇等吸入剂。若气道舒张剂使用后气道仍有持续阻塞，可使用皮质激素，泼尼松20～40mg/d。

4.气雾疗法　气雾湿化吸入或加复方安息香酊，可稀释气管内的分泌物，有利排痰。如痰液黏稠不易咳出，超声雾化吸入有一定的帮助，吸入抗胆碱类支气管扩张剂，加（或不加）吸入β受体激动药，必要时加用吸入或口服糖皮质激素，亦可加入抗生素及痰液稀释剂。

【药物治疗】

1.首选药物　阿莫西林加克拉维酸，口服，每次500mg/125mg，每日3次。或头孢呋辛，口服，每次500mg，每12h1次，加（或不加）阿奇霉素或克拉霉素，剂量同急性支气管炎。疗程7～10日。

2.次选药物　左氧氟沙星，口服，每次400mg，每日1次；或每次200mg，每

12h1次。或莫西沙星，口服，每次400mg，每日1次。疗程7～14日。

第四节 肺脓肿

【概述】

肺脓肿是由多种病原菌引起的肺部化脓性炎症，组织坏死、液化继而形成空洞，在影像学上可表现为空洞伴液平。肺脓肿多发生于存在误吸危险因素或免疫功能低下的患者。抗生素应用以来，肺脓肿的发病率和死亡率呈持续的下降趋势，新近的一些研究显示其死亡率不超过1%～5%。

【病因】

（1）肺脓肿大多为吸入口腔的正常菌群（尤其是寄生在牙齿间与齿龈的厌氧菌）所致，常为各种菌的混合感染。厌氧菌为主要致病菌，占60%～80%，通常包括G^+球菌，如消化球菌、消化链球菌，G^-杆菌如脆弱类杆菌、产黑色素类杆菌和坏死梭状杆菌等。需氧菌和兼性厌氧菌也占一定比例，主要包括金葡菌、肺炎链球菌、溶血性链球菌等革兰氏阳性杆菌和克雷伯杆菌、大肠埃希氏菌、变形杆菌以及铜绿假单胞菌等革兰氏阴性杆菌。

（2）血源性肺脓肿中病原菌以金黄色葡萄球菌最为常见；肠道手术后并发的肺脓肿以大肠埃希氏菌和变形杆菌等多见；厌氧菌也可引起血源性肺脓肿，多继发于腹腔或盆腔感染。

（3）免疫抑制宿主如长期应用糖皮质激素、恶性肿瘤、器官移植、HIV感染、糖尿病等患者是肺脓肿的易感人群。需氧菌为其主要致病菌。此外，诺卡菌和红球菌几乎皆见于免疫功能障碍宿主，而呼吸道样本中分离出多个致病菌也大多出现于此类人群。

【发病机制】

肺脓肿可根据发病机制分为以下三种类型：

1.吸入性肺脓肿 大约60%的肺脓肿是由于吸入口腔或上呼吸道分泌物、呕吐物或异物所致。齿槽流脓、鼻窦炎、扁桃体炎、拔牙或扁桃体摘除术均可促使感染性分泌物直接吸入。意识障碍如昏迷、醉酒、全身麻醉、癫痫发作、镇静安眠药过量可使会厌和咳嗽反射减弱或消失，胸腹部手术后因伤口疼痛呼吸受限制，易致吸入。未能发现明显诱因的患者，可能由于受寒、极度疲劳等诱因致使全身免疫状态与呼吸道防御功能减低，在深睡时吸入口腔的污染分泌物而发病。吸入性肺脓肿常常单发，其位置往往与体位及解剖结构相关。患者仰卧时好发于上叶后段或下叶背段，在坐位时好发于下叶后基底段，右侧卧位时好发于右上叶的腋亚段。与吸入有关的不同类型肺部感染即局限性肺炎、坏死性肺炎、肺脓肿应看作是一个病变的连续过程。

2.血源性肺脓肿　身体其他部位的感染灶如皮肤创伤、疖痈、心内膜炎、骨髓炎和腹腔、盆腔感染等引起的菌血症，菌栓经血道播散到肺，导致小血管栓塞，肺组织化脓、坏死终至形成脓肿。血源性肺脓肿常多发，叶段分布无一定，但常发生于两肺的边缘部，部分可伴发脓胸。

3.继发性肺脓肿　多继发于其他肺部疾病，如支气管扩张、支气管囊肿、支气管肺癌、肺结核空洞等。而肺部邻近器官化脓性病变或外伤感染、膈下脓肿、肾周围脓肿、脊柱旁脓肿、食管穿孔等，亦可穿破至肺形成脓肿。

【临床表现】

急性肺脓肿多起病急骤，患者畏寒，高热，体温达39～40℃，伴有精神萎靡，食欲缺乏、乏力等。咳嗽常见，咳黏液痰或黏液脓性痰。炎症累及胸膜可引起胸痛。病变范围较广时可出现气急。如感染不能及时控制，起病后第10～14日可突然咳出大量脓臭痰，每日可达300～500 mL，体温旋即下降，全身毒性症状亦随之减轻。臭痰多为厌氧菌感染所致。约1/3患者有不同程度的咯血。肺脓肿破溃入胸膜腔，出现脓气胸，临床表现为有突发性的胸痛、气急。慢性肺脓肿患者可有咳嗽、咳脓痰、反复发热和咯血等，并常有贫血、消瘦等消耗症状。血源性肺脓肿多先有原发病灶引起的畏寒、高热等全身脓毒血症的表现。经数日或数周后才出现咳嗽、咳痰，痰量不多，极少咯血。

体征与肺脓肿的大小和部位有关。病变较小或位于肺脏深部，多无异常体征；病变较大，脓肿周围有大量炎症，叩诊呈浊音或实音，因气道不畅使呼吸减低，有时可闻及湿啰音；并发胸膜炎时，可闻及胸膜摩擦音或胸腔积液的体征。慢性肺脓肿常伴有杵状指（趾）。血源性肺脓肿体征大多阴性。

【病原学检查】

肺脓肿的病原学检查方法大致分为非创伤性和创伤性检查两大类。

1.非创伤性检查　包括痰培养、血培养和胸腔积液培养。由于口腔中存在大量厌氧菌，重症或住院患者的口咽部也常有可引起肺脓肿的需氧或兼性厌氧菌如肺炎杆菌、铜绿假单胞菌、金黄色葡萄球菌等定植，咳痰用于肺脓肿的病原学诊断是不合适的。血培养是很好的无污染标本，尤其是血源性肺脓肿。但是，由于厌氧菌引起的菌血症较少，故血培养分离的细菌往往仅反映肺脓肿的部分病原体。在肺脓肿合并有脓胸时，胸腔积液是最佳的病原学检查标本。

2.创伤性检查　有创的方法多用于重症、疑难病例或免疫抑制宿主的肺部感染，可避开上呼吸道直接在脓肿部位或引流的支气管内采样，包括有经环甲膜穿刺经气管吸引，经胸壁穿刺肺吸引、防污染样本毛刷、防污染支气管肺泡灌洗等方法。由于它们具有一定的创伤性，临床上应正确选用。在条件允许时，可考虑进行胸腔镜或开放性肺活检。

【支气管镜检查】

除上述病原学检查外，纤维支气管镜检查有助于发现某些引起支气管阻塞的病因，如气道异物或肿瘤，及时解除气道的阻塞，并同时行纤维支气管镜抽吸引流支气管内脓性分泌物。

【诊断与鉴别诊断】

1.细菌性肺炎肺脓肿　早期的炎变阶段与细菌性肺炎在症状和胸部X线片表现相似，但常见的肺炎链球菌肺炎多伴有口唇疱疹，铁锈色痰，不会有大量脓臭痰；胸部X线片示肺叶或段性实变，或呈片状淡薄炎症病变。

边缘模糊不清，没有空腔形成。其他有化脓性倾向的葡萄球菌、肺炎克雷伯杆菌肺炎等可借助下呼吸道分泌物和血液细菌分离做出鉴别。

2.空洞性肺结核　发病缓慢，病程长，常有呼吸道和全身症状，而无严重急性毒性症状和咳较多脓痰，胸片可见慢性结核病的多形性变化，痰中找到结核分枝杆菌可确诊。空洞型肺结核如果并发化脓性感染时，其临床表现可酷似肺脓肿，可有急性感染症状和咳较多脓痰，且痰中难以查出结核分枝杆菌，如一时难以鉴别，可按急性肺脓肿治疗，控制急性感染后，胸片可显示纤维空洞及周围多形性的结核病变。痰结核菌可转阳。

3.支气管肺癌　支气管肺癌阻塞支气管常引起远端肺化脓性感染，但形成肺脓肿的病程相对较长，因有一个逐渐阻塞的过程，毒性症状多不明显，脓痰量亦较少。阻塞性感染由于支气管引流不畅，抗生素不易控制炎症和发热，因此在40岁以上出现肺局部反复感染，且抗生素疗效差的患者，要考虑有支气管肺癌所致阻塞性肺炎可能。支气管鳞癌病变亦可发生坏死液化，胸部X线片示空洞壁较厚，多呈偏心空洞，残留的肿瘤组织使内壁凹凸不平，空洞周围亦少炎症浸润，肺门可见肿大的淋巴结，故不难与肺脓肿区分。经纤维支气管镜肺组织活检，或痰液中找到癌细胞，肺癌的诊断得以确立。

4.肺囊肿继发感染　　囊肿继发感染时，囊肿内可见液平，但周围炎症反应相对轻，无明显中毒症状和咳较多的脓痰。当感染控制，炎症吸收，则呈现光洁整齐的囊肿壁。如有以往的X线片做对照，更易鉴别。

【治疗】

肺脓肿的治疗原则是选择敏感药物抗感染和选取适当方法引流。

1.一般治疗　　卧床休息。由于肺脓肿患者病程相对较长，机体处于负氮平衡状态，宜选用易消化、富含营养的食物。高热者给予物理或药物降温。

2.抗感染治疗

（1）吸入性肺脓肿多有厌氧菌感染存在，治疗可选用青霉素、克林霉素和甲硝唑。

（2）血源性肺脓肿多为金黄色葡萄球菌所致，宜选用第一代头孢菌素类，耐青霉素酶青霉素及克林霉素等；MRSA可选用万古霉素、利奈唑胺。

（3）如果为革兰氏阴性杆菌感染，可选择第二代、第三代头孢菌素、氟喹诺酮，必要时联合氨基糖苷类。

（4）阿米巴引起的肺脓肿应选择甲硝唑治疗。一般初始治疗48～72h后病情应有所改善，体温大约1周可降至正常，病情缓解。抗生素疗程一般为8～12周，或直至临床症状完全消失，X线片显示脓腔及炎性病变消散，或残留条索状纤维阴影为止。如果患者抗生素疗效不佳，应进一步寻找可能的原因，以便进一步针对性地治疗。

3.痰液引流

（1）祛痰：痰液黏稠者可选用祛痰药，如盐酸氨溴索、溴己新等，亦可采用雾化以稀释痰液。

（2）体位引流：患者一般状况较好时，可采用体位引流排脓。使脓肿部位处于高位，轻拍患部，每日2～3次，每次10～15min。但对大量脓痰且体质虚弱的患者应进行监护，防止大量脓痰涌出时因无力咳出而窒息。

（3）经纤维支气管镜冲洗法：此种方法用于肺脓肿是非常有效的。必要时也可于病变部位注入抗生素。一般用于抗生素和体位引流难以控制感染或脓腔在扩大的患者。应注意纤维支气管镜冲洗中脓肿破溃有造成窒息的危险。

（4）经皮导管引流：此方法对于难治性肺脓肿，尤其是靠近胸壁的脓肿不失为一有效、安全的治疗方法。对于抗感染治疗10～14日仍无效、有中毒症状、脓腔大于6cm、老年患者或免疫抑制、可能有支气管阻塞的肺脓肿可考虑使用。可在X线、CT或超声引导下进行穿刺，以提高成功率，降低并发症的产生。

4.外科手术　急性肺脓肿经有效抗生素治疗，绝大多数可治愈，少数患者疗效不佳，在全身状况和肺功能允许的情况下可考虑外科手术。手术指征：①慢性肺脓肿经内科治疗3个月以上，脓腔仍不缩小，感染不能控制或反复发作。②并发支气管胸膜瘘或脓胸经抽吸冲洗脓液疗效不佳者。③大咯血经内科治疗无效或危及生命时。④支气管阻塞疑为支气管肺癌致引流不畅的肺脓肿。

第五节　严重急性呼吸综合征

【概述】

严重急性呼吸综合征（severe acute respiratory syndrome，SARS）是由SARS冠状病毒（SARS coronavirus，SARS-CoV）引起的一种具有明显传染性，以肺炎为主要临床表现，可累及多个脏器系统的急性呼吸道传染病。该病主要通过飞沫、直接及间接接触传播。临床上以发热、呼吸困难、肺部病变进展快为特征。因其临床表现与其他非典型肺炎相似，但传染性极强，故又名传染性非典型肺炎。

【发病机制与病理变化】

1.急性肺损伤　病毒的直接致病作用可能是包括急性肺损伤在内的多系统损害的致病机理之一。另外，还有急性肺损伤-免疫发病机制假说：SARS-CoV侵入机体以后通过引发过度免疫反应，引起大量炎症因子释放白细胞介素（interleukin）IL-13、IL-6、肿瘤坏死因子-α（tumor necrosis factor-α）TNF-α、IL-8等可以促进细胞凋亡，巨噬细胞趋化因子的释放、细胞死亡可以吸引大量炎症细胞浸润，又进一步增加炎症因子的释放，并且炎症细胞浸润还可以释放大量蛋白酶，从而增加细胞和组织损伤。

2.应激相关障碍在SARS发病机制中的作用　SARS由于传染性极强，早期病死率较高，导致全球恐慌，造成部分人群心理障碍，出现以神经-内分泌系统反应为主、多个系统参与的一系列非特异性全身反应，称之为SARS应激反应（stress response to SARS）。如果这种应激反应过于强烈或持续时间过长，超过机体的代偿限度，则有可能导致机体内环境平衡失调，使并发症的发生增加，甚至加速SARS患者的死亡。

SARS病理变化如下：

（1）肺脏在光镜下表现为双侧弥漫性肺泡损伤，早期较为特征性的改变是肺水肿和透明膜形成，肺泡上皮细胞内可查见病毒包涵体样结构。透射电镜下，肺泡上皮明显肿胀，内质网扩张，线粒体及内质网明显空泡变性。粗面内质网及滑面内质网均大量增生并扩张，部分扩张的滑面内质网内可见群集的、大小较一致的病毒样颗粒，表面有小刺状突起。

（2）淋巴结：胸、腹腔淋巴结呈现不同程度的出血坏死及固有淋巴细胞数目的减少，尤以肺门、支气管旁淋巴结为甚，腹腔淋巴结相对较轻。除组织细胞反应性增生外，胸腹腔淋巴结内有较明显的单核细胞样免疫母细胞反应性增生，呈传染性单核细胞增多症样淋巴结改变。

（3）全身中毒性改变：脑、肝、肾、肾上腺、心肌等组织均可出现中毒性改变。

【临床表现】

潜伏期1～16日，一般3～5日。发热是常见症状之一，大多数发热患者体温大于38℃，热程3～20日，多为3～7日。临床症状与患者胸部X线片或胸部CT表现可不一致，如临床症状不重但影像学可能显示有较严重的炎症且进展迅速。老年SARS患者多存在基础疾病，呼吸道症状较重，病情进展快，早期即可出现咳痰、胸闷、气促和呼吸困难等症状，容易出现并发症，病死率高。

儿童病情相对成年人较轻，临床特点是起病急，首要症状多为发热，发热常伴咳嗽，多为干咳，肺外并发症相对较少。多数患儿在疾病早期或中期可闻及细小干、湿啰音，肺部可无明显的实变。

典型SARS患者的病程可分为四期。

1.初期（又称前驱期）　第1～3日。此期为病毒复制阶段。患者多急性起病，主要表现为病毒血症症状，其特点如下：

（1）以发热为首发症状：体温多大于38℃，其中大于39.5℃者占1/3，呈稽留热、弛张热或不规则热型，可伴有畏寒或寒战，发热持续3～18日。体温高、热程长常提示病情严重。部分患者在发热前可有乏力、咽痛、腹泻等不适症状。少数人可无发热。

（2）伴随症状：如周身乏力、肌肉、关节酸痛和头痛等全身中毒症状。部分患者可有腹泻，多为水样便。食欲缺乏较常见。

（3）呼吸道症状和体征：常无明显咳嗽、咳痰及上呼吸道卡他症状，肺部听诊常无明显异常。

2.进展期　病程第4～9日。此期为肺部炎性渗出、间质水肿阶段。其特点如下：

（1）持续发热：体温多在39℃以上，乏力、食欲缺乏、肌肉酸痛和心悸等症状加重。

（2）呼吸道症状和体征加重：逐渐出现下呼吸道炎症表现，咳嗽较明显，以干咳为主，有少量白色黏痰，偶有血丝痰。可伴有胸闷、气短、呼吸困难等表现，少数人有胸痛。患者症状进行性加重，肺部听诊常无明显异常。

3.极期　病程第10～15日。此期是病情最严重的阶段，肺部病变呈大片状或弥漫分布影像，以实变为主，甚至全肺出现实变。其特点如下：

（1）持续高热或体温再度上升，严重者激素也不能使体温恢复正常。

（2）中毒症状加重，有乏力、肌肉和关节酸痛、明显食欲缺乏和心悸等表现。

（3）呼吸系统症状突出，如胸闷、气短、呼吸困难等，多数患者咳嗽加重，可伴有少量黏痰或血丝痰，肺部可闻及湿啰音，低氧血症较常见，20%患者病情进展迅速，可出现严重呼吸窘迫、明显发绀、呼吸频率大于30次/min，甚至不能翻身、说话与进食，严重者进展为呼吸衰竭。可表现为急性肺损伤或符合急性呼吸窘迫综合征诊断标准。患者还可以出现心律失常、继发感染、休克和多脏器功能不全等表现。

4.恢复期　病程第16～21日。可因病情轻重及有无并发症而长短各异，一般需要1～3周，重症或有并发症者恢复时间长。表现为体温逐渐下降，若无并发细菌感染等并发症，一般可于数日内恢复正常，中毒症状和呼吸道症状和体征也随之减轻至消失。

【实验室检查】

1.血常规　白细胞变化如下：

（1）早期：大多数患者此期白细胞计数正常，少数患者白细胞总数下降，淋巴细胞绝对值和百分比均显著降低。合并细菌感染时白细胞总数可升高。

（2）进展期：大多数患者此期白细胞计数呈进行性增高，多在（5～15）×10^9/L；

中性粒细胞百分比大于80%。

（3）极期：多与进展期相似，仍在（5～15）×10^9/L；而重症患者白细胞计数可进行性增高达（10～28）×10^9/L；淋巴细胞绝对值和百分比进行性下降，常常提示病情危重。

（4）恢复期：病程第15～21日。大多数患者白细胞水平逐渐恢复正常，淋巴细胞绝对值和百分比缓慢回升。

2.T淋巴细胞亚群　CD3、CD4、CD8细胞计数减少，以CD4亚群降低为主，CD4/CD8正常或降低。

3.血液生化检查

（1）肝脏功能：血清丙氨酸氨基转移酶和天冬氨酸氨基转移酶多有升高，肝功能其他指标如总胆红素、胆碱酯酶、γ-谷氨酰转肽酶、血清总胆汁酸等均可出现轻度异常。

（2）肾功能：少数患者可出现血清尿素氮和肌酐轻至中度异常，特别是有糖尿病和高血压等基础疾病的患者。

（3）心肌酶谱：可有不同程度的升高。病程早期，严重肺损伤可导致乳酸脱氢酶快速升高，其水平与肺部病变的面积一致，是预后不良的重要预测因素。

4.血气分析　病程早期表现为I型呼吸衰竭；病程中期病情进一步发展，由I型呼衰向II型呼衰过渡；病程晚期或重症者，肺脏病变严重，表现为I型呼吸衰竭.

【影像学检查】

1.SARS的早期影像学表现　胸部影像学检查（胸部X线或CT）在早期（病程1～3日）表现主要为小片状磨玻璃密度影像，少数为较大的片状影像，多数病变位于肺脏的外带或胸膜下。具体可有三种表现：单发小片状病灶、多发小片状磨玻璃密度病灶或大片状影像。

2.SARS影像学表现的动态变化　在病程7～10日病变进展最为明显，可见肺部病变范围增大，可超过一个肺段范围，表现为大片状或弥漫影像，具体可表现为单纯磨玻璃密度影、磨玻璃密度影为主并有肺实变影或以肺实变影为主的影像；病程10～14日内病变范围明显减少的占30%，表现为由弥漫或多发病变转变为较为局限病变，病灶由大变小；在病程14日以后病变范围明显减少的占40%。

动态变化是本病影像检查的一项重要内容，这也是与一般的肺炎及其他非典型肺炎的不同处之一。早期的小片状影像在短期内一般都进展为大片及弥漫病变，这与临床上在24~48h病情恶化一致。两肺广泛弥漫病变反映病理上的早期ARDS的可能，一般患者的氧分压下降，很多患者需要机械通气治疗。从局限性磨玻璃影进展为广泛磨玻璃影和肺实变影，以及病变快速发展的表现，与ARDS的特点一致。肺内病变吸收一般在病程第10日以后。如果影像学表现为持续存在两肺弥漫性病变、大范围肺实变改变时，提示患者预后较差。

【诊断】

（一）诊断原则

SARS的诊断需要依据病例的流行病学史、临床表现和实验室检测综合进行判断，确诊病例需要病原学或血清学检测依据。为早期、及时发现疑似SARS病例，医务人员应详细询问患者的流行病学史。

（二）诊断标准

根据我国卫生部制定的《传染性非典型肺炎诊断标准（WS 286—2008）》，SARS的诊断标准如下：

1.SARS疑似病例　符合以下任何一项可诊断为SARS疑似病例：

（1）具备流行病学史和SARS的相应临床表现，但尚没有典型肺部X线影像学表现者。

（2）具备SARS的相应临床表现，有或没有肺部X线影像学表现，同时患者的任何一种标本经任何一家具备反转录聚合酶链反应（reverse transcription-polymerase chain reaction，RT-PCR）检测和生物安全资质的实验室检测SARS-CoV的RNA阳性。

（3）具备SARS的相应临床表现，有或没有肺部X线影像学表现者，同时任何一份血清SARS-CoV特异性抗体检测阳性。

2.SARS临床诊断病例　具备流行病学史和SARS的相应临床表现，尤其是肺部X线影像学表现，并能排除其他疾病诊断者。

3.SARS确诊病例　具备SARS相应的临床表现，且符合以下任何一项者为SARS确诊病例。

（1）至少两种不同部位的临床标本SARS-CoV的RNA检测阳性（例如血液和鼻咽分泌物或粪便）。

（2）连续收集2日或以上的同一种临床标本送检，SARS-CoV的RNA检测阳性。

（3）在每一个特定检测中对原始临床标本使用两种不同的方法，或从原始标本重新提取RNA，RT-PCR检测SARS-CoV的RNA阳性。

（4）以酶联免疫吸附测定（enzyme-linked immunosorbent assay，ELISA）检测血清或血浆标本中SARS-CoV核衣壳（N）蛋白抗原阳性，重复一次试验结果仍为阳性。

（5）平行检测急性期和恢复期血清，SARS-CoV特异性抗体阳性。

（6）平行检测急性期和恢复期血清，SARS-CoV特异性抗体滴度升高≥4倍。

【鉴别诊断】

要注意排除上呼吸道感染、流行性感冒、细菌性肺炎、其他病毒性肺炎、支原体肺炎、衣原体肺炎、军团菌肺炎、真菌性肺炎、肺结核、获得性免疫缺陷综合征合并肺部感染、非感染性肺间质性疾病、肺嗜酸性粒细胞浸润症、肺血管炎等。

【治疗】

SARS的治疗主要以对症支持治疗为主。

1. 一般治疗

（1）休息：轻症患者要减少活动量，适当休息。重症患者应卧床休息。避免用力和剧烈咳嗽。

（2）注意营养：由于SARS患者食欲减退并处于高代谢状态，故应及时补充水分及营养。尤其是重症患者应尽早通过鼻饲或静脉给予强有力的营养支持。

（3）对症治疗：如对发热患者给予物理降温和（或）解热镇痛药物，干咳较重者给予止咳药物治疗，有喘息症状者适当给予支气管扩张剂。

（4）心理治疗：SARS患者常会感到紧张不安，这种心理状态可能影响病情，因此要常与患者进行交流，消除其紧张情绪，帮助其树立战胜疾病的信心。

2. 氧疗　呼吸衰竭是SARS患者的主要死亡原因，因此呼吸支持技术的应用在SARS的治疗中尤为重要。如果患者临床有气促表现，血气分析提示$PaO_2 < 70\,mmHg$，$SpO_2 < 93\%$，就应该给予氧疗。

（1）鼻导管或面罩给氧：最常用的给氧方法，适用于低浓度给氧，患者易于接受。

（2）无创机械通气：如果患者呼吸频率>30次/min，在吸氧3～5L/min的条件下$SaO_2 < 93\%$，就具有无创机械通气的指征，但同时要注意无创机械通气要选择处于清醒状态且能合作的患者，要注意其禁忌证如血流动力学不稳定者、气道分泌物多需反复负压吸引等。

（3）有创机械通气：有创机械通气不是治疗SARS首选的通气方法。但当无创机械通气后动脉血氧饱和度仍不能达到90%以上，或者患者有无创机械通气禁忌证时，必须考虑实施有创机械通气。

SARS因为有着非常强的传染性，在进行气管插管与气管切开时术者与患者距离很近，医务人员更要加强头面部的防护，一般可以戴防毒头盔或面具。术前对患者进行很好的镇静也可以减少手术中呼吸道分泌物的大量咳出。

3.ICU监护与治疗　对确诊的重症SARS患者有条件应立即转入ICU救治，并按传染病进行隔离。

4.肾上腺皮质激素　早期、适量使用肾上腺皮质激素可以缓解SARS患者的临床症状，减轻病变进展程度，加快肺部病变的吸收；但激素也有很多不良反应，故应谨慎选择应用激素的时机、剂量和应用时间。

（1）激素应用指征：①中毒症状严重：全身重度不适，高热39℃以上持续3日不退。②48 h内肺部阴影面积扩大超过50%。③有急性肺损伤或出现ARDS者。

有上述三项指标之一者可以选用。激素应用的相对禁忌证包括中度糖尿病、重度原发性高血压病、活动性胃十二指肠溃疡、精神病及处于妊娠期的患者等。

（2）制剂选择：首选甲泼尼龙，不宜选用地塞米松，因其易引起蓄积。

（3）应用剂量：甲泼尼龙40～320 mg/d，每日分2次使用，最初由静脉给药，逐渐减量，1～2周后可改为口服泼尼松龙。个案剂量要根据患者年龄、临床症状轻重、肺部病变范围大小、进展的速度、血其分析结果的严重程度、可能的预后判断等因素因人而异，因病情而异。一般情况下，80～160 mg的剂量可使大部分患者病情得到缓解。激素不宜持续应用过久，一般不超过4周。

5.抗病毒药物　没有明确哪一种抗病毒药物对SARS有效，临床上试用过一些抗病毒药物可能有效果，包括利巴韦林、阿昔洛韦、更昔洛韦、磷酸奥司他韦（达菲）、膦甲酸钠、干扰素。

6.免疫学治疗　免疫增强剂包括胸腺素（肽）、IL-2、转移因子等，可以提高患者的免疫力。针对重症患者、孕妇、高危患者，一些医院还曾采用把康复期SARS患者含有大量特异抗体的血浆输送给SARS患者的恢复期血浆疗法，以特异中和SARS患者血液中的SARS-CoV，取得一定的效果。

7.血液净化治疗　SARS患者实施血液净化治疗的目的主要包括三个方面：①原有

基础疾病的维持治疗，如SARS患者原有慢性肾衰竭一直在进行血液透析。合并SARS后需要继续维持透析。②SARS原发疾病的辅助治疗，如进展期患者炎性介质和细胞因子净化清除治疗等。③一些并发症的临时抢救治疗，如药物中毒、心力衰竭、严重电解质紊乱及酸碱平衡失调等。所用到的血液净化技术有血液透析、血液滤过、血液透析滤过等，为减少交叉感染以床旁应用为宜。

8.中药　本病属于中医学瘟疫、热病的范畴，治则为：按照温病，卫、气、营、血和三焦辨证论治。治疗特点以早中期祛邪为关键，中后期注重扶正。

（于娟娟　李思侠　张文靓　杜玲玲　王相璞　李志燕　刘建玲）

第二章 心血管系统疾病

第一节 感染性心内膜炎

【概述】

感染性心内膜炎（infective endocarditis，IE）是指病原微生物经血流侵犯心内膜、心瓣膜或大动脉内膜所引起的感染性炎症。其特征性病变是心脏或大血管内膜表面附着由血小板、纤维蛋白及病原微生物组成的赘生物。典型的临床表现有发热、杂音、贫血、栓塞、皮肤损伤、脾大和血培养阳性等。

【临床分类与病因】

在特定人群或特定条件下发生的IE，有不同的临床特征和病原微生物。因此，可从涉及的人群和基础疾病进行分类。

（一）儿童

大多数儿童IE有心脏结构异常，其中75%～90%为先天性心脏病，尤其是累及主动脉、室间隔缺损和其他伴发绀的复杂性心脏结构异常。心脏手术后发生的IE常累及人工瓣膜或合成的修补片块。二尖瓣脱垂亦为儿童IE的重要基础病变。在新生儿，IE可累及正常的三尖瓣，多系静脉内感染、右心导管或心脏手术所致。

在新生儿，IE的主要致病微生物为金黄色葡萄球菌、凝固酶阴性葡萄球菌和B族链球菌，偶可见革兰氏阴性杆菌或念珠菌属。在年长儿童中，至少40%患者的致病微生物为链球菌，其次为金黄色葡萄球菌。肺炎球菌、流感B型嗜血杆菌虽是儿童菌血症的常见病因，但引起IE者并不多见。

儿童IE的临床特征及超声心动图表现与成年人相似；新生儿IE的表现较隐匿，主要表现为菌血症，较少出现典型IE的临床表现。

（二）成年人

20世纪70年代和80年代，风湿性心脏病是成年人IE最主要的基础病变，占

20%～25%。近年来，由于青少年风湿热继发的风湿性心脏病已显著减少，其所占比例亦随之降低。在风湿性心脏病发生的IE，最常累及的瓣膜为二尖瓣，其次为主动脉瓣。先天性心脏病是成年人IE的另一重要基础病变，占发病的10%～20%，主要病变为动脉导管未闭、室间隔缺损及二叶型主动脉瓣。二尖瓣脱垂也是成年人IE的主要基础病变，占自身瓣膜IE的7%～30%，其中同时伴有收缩期杂音者IE的年发病率为52/10万，显著高于无杂音者（4.6/10万）的年发病率。随着人群寿命的延长，退行性瓣膜病亦逐渐成为IE的重要病因。

成年人自身瓣膜IE的主要致病微生物为链球菌，其他的有金黄色葡萄球菌、肠球菌、凝固酶阴性葡萄球菌以及革兰氏阴性杆菌等。

（三）静脉药瘾者

静脉药瘾者发生IE的危险性达2%～5%，为风湿性心脏病或人工瓣膜发生IE的数倍。静脉药瘾者有右心瓣膜感染的特殊倾向，发病前瓣膜多无基础病变，累及的瓣膜主要为三尖瓣，占68%，其次为二尖瓣，占24%，而累及主动脉瓣者占8%。该类IE的致病微生物与一般成年人自身瓣膜IE不同，多为金黄色葡萄球菌，原有二尖瓣或主动脉瓣异常的静脉药瘾者的致病微生物常为链球菌和肠球菌。铜绿假单胞菌、真菌、棒状杆菌、乳酸菌、蜡样芽孢杆菌等亦可引起静脉药瘾者IE。尚有研究提示，静脉药瘾者多种细菌性IE的发生率较高。

（四）人工瓣膜IE

人工瓣膜IE在术后1年内的发生率为1.4%～3.1%，尤以术后最初6个月内的危险性最大，以后危险性可下降至较低水平。其致病微生物在术后1年内者以凝固酶阴性葡萄球菌为主，占38%～50%，其次为金黄色葡萄球菌、革兰氏阴性杆菌及真菌；术后1年以上者的IE可能来自口腔科、胃肠道和泌尿道操作，皮肤破损或间歇性菌血症，致病微生物以链球菌为主，占33%，其次为凝固酶阴性葡萄球菌和金黄色葡萄球菌，分别占15%和13%。

（五）医院内IE

与心脏手术无关的医院获得性IE占IE的5%～29%。此类IE可累及正常及异常的自身瓣膜或人工瓣膜，其中由感染的静脉内装置和导管引起的IE占45%～65%，其他的包括胃肠道和泌尿道仪器检查或外科手术。医院内IE的主要致病微生物为革兰氏阳性球菌，其中金黄色葡萄球菌占44%，凝固酶阴性葡萄球菌为22%，肠球菌18%，其他的有链球菌、念珠菌、革兰氏阴性杆菌等。医院内发生的IE常为急性，虽可闻及心脏杂音及其变化，但常缺乏其他典型体征，医院内IE病死率较高，可达40%～56%，尤以高龄及有其他严重疾病者为甚。

【发病机制】

影响IE发生发展的因素主要包括人体免疫系统、心脏解剖学异常、血管内皮、凝血机制、病原微生物的表面特征以及引起菌血症的原因等，各方面既有自身的复杂性，又相互影响，非常复杂，其发病机制迄今尚未彻底阐明。

正常人血流中常可有短暂的菌血症，细菌可自口腔、呼吸道、胃肠道的检查操作或手术等伤口侵入血流。但由于机体和完整血管内膜的防御机制，侵入的微生物可很快被清除，极少引起心内膜或动脉内膜炎。若瓣膜表面的内皮受损伤，如心脏瓣膜病、先天性心血管畸形时，由于病变处存在异常的血流压力阶差，血流由正常的层流变为涡流和强力喷射，冲击低压腔室，导致邻近异常血流流出处的内皮受损，胶原暴露，激活凝血系统，血小板和纤维蛋白便会在此沉积，形成非细菌性血栓性心内膜炎，为病原体黏附并侵入心内膜创造了条件。研究表明，三种血流动力学异常可损伤内膜，有助于非细菌性血栓性心内膜炎的形成：①高速喷射冲击内膜。②血液从高压腔流向低压腔。③血液高速流经狭窄瓣口。这可以解释IE常发生于心脏瓣膜异常、间隔缺损、动静脉瘘、主动脉缩窄及动脉导管未闭时，而在房间隔第二孔缺损、心房颤动和心力衰竭时，由于低流速和弱湍流，IE的发生率明显降低。

非细菌性血栓性心内膜炎与菌血症同时存在，并非一定会导致IE发生。目前，研究认为，持续存在的菌血症且有病原微生物在内膜繁殖是其发生的重要条件，而机体的防御能力和（或）细菌的黏附力及其毒力等亦影响IE的发生与发展。研究发现，血清中补体介导的杀菌作用可能与革兰氏阴性杆菌性IE较低的发病率有关；血小板释放的杀菌物质可消灭黏附于瓣膜上的草绿色链球菌。细菌的黏附力是决定IE发生的另一重要因素。影响细菌黏附力的因素主要有：①细菌表面的碳水化合物有助于细菌的黏附，如链球菌表面的葡聚糖可介导细菌黏附于血小板纤维网络，并损伤内膜。②血管损伤反应时内皮细胞、血小板和成纤维细胞产生的可溶性纤维网络素，能同时与纤维素、胶原、细胞和细菌结合，有利于细菌黏附，并可覆盖于循环中的细菌表面，继而与受损内皮结合。③表皮链球菌表面的多糖蛋白复合物是一种与人工瓣膜IE发病有关的黏附物质，可通过增加细菌的抗宿主防御清除能力而使细菌更具侵袭力。

病原体黏附于非细菌性血栓性心内膜或内皮后，持续生长、繁殖，并与内皮细胞、成纤维细胞或单核细胞相互作用，产生组织凝血活酶等组织因子，促使血小板、纤维蛋白进一步聚集，感染的赘生物逐渐增大，纤维蛋白覆盖于赘生物外，阻止吞噬细胞进入，为其内部细菌的生长繁殖提供了良好的庇护场所。

【病理与病理生理】

IE的特征性病理改变为赘生物形成，主要发生于房室瓣的心房面及主动脉瓣的心室面。赘生物呈结节状或菜花状息肉样，主要由病原微生物、纤维蛋白原、红细胞、白细胞、血小板构成，大小形态不一。赘生物下的心内膜可有炎症反应和灶性坏死，以及随之进行的瘢痕愈合及钙化等改变。病变严重时，瓣膜可变形、深度溃疡，甚至穿孔，腱索可断裂，心血管腔室之间亦可形成穿孔。

赘生物易碎易脱落，形成带病原微生物的栓子，引起菌血症或脓毒血症；脱落的感染性栓子，可随血流播散到全身产生栓塞，尤以脑、肾、脾和四肢动脉为多，导致组织缺血性坏死或脓肿；含有病原体的栓子堵塞动脉管腔或其滋养血管，使血管壁受损，管壁囊性扩张，形成感染性动脉瘤。右心IE的赘生物脱落，可引起肺栓塞。

感染可激活机体的免疫系统，血中可检测到高浓度的循环免疫复合物，后者可在组织中沉积，引起关节炎、心包炎、微血管炎以及局限性或弥漫性肾小球肾炎等。

【临床表现】

（一）全身表现

最常见的临床表现为发热。亚急性感染性心内膜炎（subacute IE，SIE）多为低热，体温很少超过39.4℃，热型多变，可为弛张型，伴畏寒、多汗。部分患者伴进行性贫血、消瘦、乏力、肌肉及关节疼痛。老年人、严重心力衰竭、尿毒症和少数凝固酶阴性葡萄球菌引起的SIE，体温可正常；已使用抗生素、退热药、糖皮质激素者也可不发热。杵状指可在发病1~2个月后出现且无发绀。

脾大多见于病程较长的SIE患者。

急性IE起病突然，高热、寒战及全身毒血症状明显，常是全身严重感染的一部分。

（二）心脏表现

1.心脏杂音　见于大多数患者。心脏杂音取决于原有心脏病的类型、病原体的种类以及瓣膜的损伤程度。最具特征性的表现为新出现的病理性杂音或杂音性质的明显改变。瓣膜及其支持结构的破坏或变形可出现瓣膜关闭不全性杂音；较大的赘生物可致瓣膜狭窄性杂音。急性者较亚急性者更易出现新的杂音或杂音性质的明显变化。除心脏瓣膜损害影响杂音变化外，心率或心排血量的变化也参与影响杂音的强度。三尖瓣IE患者的杂音大多不易闻及。

2.其他心脏损害　心肌脓肿常见于金黄色葡萄球菌和肠球菌感染。心肌脓肿的直接播散或破入心包可引起心肌瘘管、心脏穿孔或化脓性心包炎。当感染累及心肌、侵犯传导组织时，可出现室性期前收缩、传导阻滞等心律失常。较大的栓子进入冠状动脉可引起急性心肌梗死。细菌毒素或免疫复合物可致心肌炎。

3.充血性心力衰竭　是本病较常见的并发症，其主要原因有瓣膜破坏、变形或腱索断裂，偶尔为心脏内瘘管、心肌炎或心肌梗死，原有心脏疾病也可引起。若不及时采用外科手术纠正瓣膜功能不全，特别是主动脉瓣功能不全，充血性心力衰竭的病死率很高。

（三）心外表现

1.全身性栓塞　是IE常见的临床表现。左心系统IE时，栓塞以脑、脾、肾、四肢多见，其中栓塞性脑卒中主要累及大脑中动脉区域，可出现相应的中枢神经系统症状和体征；脾栓塞性梗死可引起左上腹疼痛、脾大、左肩疼痛和少量左侧胸腔积液，并有发热和脾区摩擦音，偶可因脾破裂而引起腹腔内出血或腹膜炎和膈下脓肿；肾栓塞时可有腰痛、血尿或菌尿，但较小的栓塞可无症状；四肢动脉栓塞可引起肢体疼痛、无力、苍白、冰冷、发绀，甚至坏死；视网膜中央动脉栓塞可引起突然失明；肠系膜动脉栓塞可发生腹痛、肠绞痛和大便隐血阳性。肺栓塞多见于右心IE，表现为突发胸痛、气急、发绀、咳嗽、咯血，甚至休克等。

2.菌性动脉瘤　发生率为3%～5%，多见于亚急性者，以真菌性动脉瘤最为常见。受累部位依次为主动脉窦、脑动脉、内脏和四肢动脉，多见于病程晚期，甚至可在有效抗菌治疗后数月至数年间发生。不压迫邻近组织的动脉瘤本身可无任何症状，发生于外周动脉时可触及搏动性包块，如发生于脑、肠系膜动脉等深部组织时，一旦破裂可发生出血性休克或相应脏器供血不足，甚至坏死的症状。

3.小血管病变　现已较少见。①瘀点和瘀斑：是最常见的小血管病变，可出现在球结膜、口腔颊和腭部的黏膜以及肢端等处。②甲皱或指（趾）甲下出血：为暗红、线状或在甲床中呈火焰状条纹，远端不到达甲床前缘，可有压痛。③詹韦损害

（Janeway）：是指位于手掌或足底无痛性的出血性斑点状病变，为化脓性栓塞引起，主要见于急性患者。④奥斯勒（Osler）结节：为位于指（趾）末端掌面呈紫红色，略高出皮肤，小而柔软的压痛性皮下结节，多见于亚急性者，偶见于其他疾病，如系统性红斑狼疮等。⑤罗特（Roth）斑：为中心呈白色的视网膜椭圆形出血斑，亦多见于亚急性者。

4.其他　脱落的带菌栓子可引起转移性脓肿，以急性IE患者多见，包括心肌脓肿、脑脓肿和化脓性脑膜炎等；若感染来自右侧心腔，则可出现肺炎、肺脓肿。免疫复合物沉积于肾小球基膜可引起肾小球肾炎。

【实验室检查】

（一）血培养

血培养是诊断IE最重要的方法。急性患者应在应用抗生素前1～2h内抽取3个血标本，亚急性患者在应用抗生素前每隔1h采集1次血标本，共3～4次，如培养24h未见细菌生长，则重复采血3次后即开始应用抗生素治疗。对已用过抗生素的患者应每日抽取血培养至少3日，并对血标本稀释以降低抗生素浓度，或在培养基中加入青霉素酶等，以提高血培养的阳性率。若病情允许，可停药1周后做血培养。取血时间以寒战或体温骤升时为佳，每次采血应更换静脉穿刺部位，皮肤应严格消毒，每次采血10～20mL，同时做需氧菌、厌氧菌和真菌培养，培养时间应达3周，对疑为营养缺氧菌如HACEK组菌、营养缺陷性链球菌等感染时，可在培养基中补充特殊营养。血培养阳性者应做药敏试验，测定最低抑菌浓度和最低杀菌浓度，为选用抗生素提供依据。未应用抗生素的IE者，血培养阳性率可达95%。应用抗生素是血培养阴性的主要原因。

（二）常规及血清免疫学检查

1.血常规检查　SIE常有进行性贫血，白细胞计数可正常或轻度升高。急性者病程短，可无贫血，常有白细胞计数增高和核左移。红细胞沉降率（简称血沉）几乎均增快，但合并弥散性血管内凝血者除外。

2.尿常规检查　约50%患者有蛋白尿和镜下血尿，肉眼血尿提示肾梗死，如有管型和大量蛋白尿，提示伴发免疫复合物肾小球肾炎。

3.血清免疫学检查　SIE病程超过6周者，50%类风湿因子阳性，80%～90%血中可出现循环免疫复合物，明显升高的血清循环免疫复合物浓度有助于短暂菌血症和IE

的鉴别。尚可应用特异血清学检查来进行IE的病原学诊断。

（三）心电图检查

一般无特异性。可发现各种心律失常、房室肥大和心肌劳损等心电图改变。在并发栓塞性心肌梗死、心包炎时可呈其特征性改变。在室间隔或瓣环脓肿时可出现房室传导阻滞或束支传导阻滞。

（四）X线检查

充血性心力衰竭时可有肺淤血征象。脓毒性肺栓塞可出现肺部多处小片状浸润阴影。主动脉菌性动脉瘤可致主动脉增宽。当置换人工瓣膜患者发现瓣膜有异常活动、摆动或移位时，提示可能合并PVIE。RHIE者胸部X线可见两肺多发小结节状或斑片状浸润阴影，可出现胸腔积液、肺脓肿或坏死性肺炎，还可导致液气胸。

（五）超声心动图检查

对于临床拟诊IE者，超声心动图是仅次于血培养的诊断手段，可对感染的形态学做出诊断，尤其在血培养阴性时起重要的作用。超声心动图可探测到赘生物所在部位、大小、数目和形态，了解瓣膜的破坏程度或穿孔、腱索的断裂、瓣周脓肿、心肌脓肿和菌性动脉瘤等，并有助于基础心脏病的诊断。超声心动图尚可对瓣膜反流程度和左心室功能做出评估，并对预后判断以及是否需要手术治疗具有一定的参考价值。

与经胸超声心动图相比，经食管超声心动图更为敏感，图像分辨率更高，可显示较小的赘生物，尤适于肺气肿、肥胖、胸廓畸形、肺动脉瓣和人工瓣膜心内膜炎的患者。

【诊断与鉴别诊断】

IE的症状与体征常是全身性的，结合实验室检查，典型病例不难诊断。由于抗生素的使用及病原学、流行病学和临床表现的变化，不典型病例增多。有以下情况应怀疑发生IE的可能：①有瓣膜性心脏病者出现1周以上不明原因的发热。②新发生的反流性杂音或原有心脏杂音性质发生明显改变。③不明原因的动脉栓塞现象。④不明原因的心力衰竭。⑤心脏手术后持续发热1周以上。⑥人工瓣膜患者任何时候出现发热或瓣膜功能不全。⑦静脉药瘾者的发热尤其伴咳嗽和胸痛。凡遇以上情况应及时进行血培养和超声心动图等检查，以便确定诊断。

感染性心内膜炎临床表现多样，缺乏特异性，需与之鉴别的疾病较多。以发热为主要表现者，须与上呼吸道感染、伤寒、结核、肿瘤、风湿热等鉴别；有栓塞表现时须与心房黏液瘤相鉴别；

以神经系统症状为主要表现者须与脑动脉硬化所致脑血栓形成、脑出血等相鉴别。

【治疗】

（一）抗生素治疗

1.治疗原则

（1）早期：及早治疗可以提高治愈率，但在应用抗生素治疗前应抽取足够的血培养，以明确致病微生物。

（2）用杀菌剂：赘生物中的细菌能否被完全清除是治愈本病的关键。机体防御机制对赘生物中的细菌不起作用，抑菌剂亦无法杀灭赘生物中的致病菌，因此必须采用杀菌剂清除深埋于赘生物中的细菌。已分离出致病微生物时，应做体外药敏试验，确定其最小抑菌浓度和最小杀菌浓度，用以指导药物及其剂量的选择以及药效的评估。致病微生物不明时，应根据病情选用抗菌谱广的药物。

（3）足量：由于致病微生物深埋于赘生物中，需大剂量抗生素才能维持较高的血药浓度，使药物足以渗入赘生物深部起到杀菌作用。大剂量是指给药后的抗生素血峰浓度≥1∶8稀释时仍有杀菌活性。

（4）长疗程：深埋于赘生物中的细菌多处于非繁殖期或代谢不活跃状态，对常用抗生素不够敏感。因此，抗生素的疗程要足够，以达到完全清除赘生物中致病菌的目的，一般需4～6周。

（5）联合用药：为获得更有效的治疗，可选用两种以上抗生素以达到协同杀菌效应。如青霉素、头孢菌素及万古霉素等作用于细菌壁的抗生素与渗透作用较弱的氨基糖苷类抗生素联合使用，可增加细菌对后者的摄取，产生协同作用。

2.用药方法　在尚未培养出病原微生物时，急性者可先采用萘夫西林2g，每4h静脉注射或静脉滴注，加氨苄西林2g，每4h静脉注射或庆大霉素1mg/kg，肌内注射或静脉注射，每8h1次亚急性者可先给予青霉素G钠盐1000万～2000万U/d，持续静脉滴注或分6等份，每4h一次，还可加用庆大霉素，剂量同上。当已知致病微生物时，应根据药敏试验选用抗生素。

较少见的致病微生物包括革兰氏阴性杆菌、真菌、立克次体等。革兰氏阴性杆菌可根据药敏试验选用第三代头孢菌素，如头孢哌酮4～8g/d，头孢噻肟6～12g/d，头孢曲松2~4 g/d，也可用氨苄西林和氨基糖苷类联合应用。铜绿假单胞菌可选用头孢他啶6 g/d或哌拉西林6~12 g/d，并联合应用氨基糖苷类药物或环丙沙星。真菌性IE以念珠菌属最为常见，可选用两性霉素B，以0.1 mg/（kg·d）开始，逐步增加至1 mg/（kg·d）；可合用氟胞嘧啶150~200 mg/（kg·d），静脉滴注；也可选用氟康唑200~400 mg/d或酮康唑400 mg/d，连用4~8周。真菌性IE病死高，药物治愈者少，故应在抗真菌治疗后，尽早手术切除受累瓣膜组织，且术后继续抗真菌治疗才有可能获得更多的治愈机会。立克次体IE可选用多西环素100 mg，每日2次，或四环素2 g/d，静脉滴注，治疗6周，外科手术为有效和重要的治疗措施。

（二）手术治疗

尽管应用抗生素治疗IE已有很大的进步，但IE患者仍面临极大的死亡威胁。目前，外科手术已成为治疗IE的重要手段。通过外科手术去除感染组织、恢复瓣膜功能、消除栓塞来源、改善血流动力学异常，从而进一步降低病死率。

外科手术治疗的主要指征有：①继发于心脏瓣膜功能不全的进行性或顽固性充血性心力衰竭。充分的抗生素治疗后仍反复发生栓塞，超声检查发现有大的赘生物（＞10 mm）。③不能控制的感染，如抗生素治疗无效的持续性菌血症，或真菌性IE。④不稳定的人工瓣膜或人工瓣裂开。⑤瓣膜周围侵入性隐性感染扩散，内科治疗不能改善者，如主动脉窦破裂、心肌脓肿、室间隔穿孔等。

（三）其他治疗

1.**心力衰竭** 积极抗感染的同时，给予限制钠水负荷以及强心、利尿、扩血管药物治疗。由心脏瓣膜功能不全所致者应争取及早手术，不可强调内科情况改善或病情稳定后再手术，以免失去手术时机。

2.**心律失常** 治疗原则与其他心脏病所致心律失常的治疗原则相同，有三度或高度房室传导阻滞者，应植入临时心脏起搏器。

3.**菌性动脉瘤** 菌性动脉瘤未破裂前对人体影响一般不大，以积极治疗IE为主，待感染控制后根据情况决定是否需手术，可摘除菌性动脉瘤或行血管移植术。对于直径1~2 cm、壁薄且有破裂倾向者，以及治疗期间或治疗后继续扩大者应及早手术。

第二节 川 崎 病

【概述】

川崎病（Kawasaki disease，KD）亦称皮肤黏膜淋巴结综合征（mucocutaneous lymph -node syndrome，MCLS），是以变态反应性全身中小动脉炎为主要病理改变的婴幼儿急性发热性疾病。1967年，日本川崎富做首先报道，其临床表现为一过性皮肤、黏膜侵犯，但伴发的永久性心血管系统损害，特别是冠状动脉炎性冠状动脉瘤、冠状动脉血栓或狭窄、心肌梗死、缺血性心脏病等致命性心血管并发症。在许多国家，川崎病已成为儿童缺血性心脏病的主要原因，川崎病后冠状动脉病变亦是成年人冠心病的原因之一。

【病因和发病机制】

川崎病的病原学未明，微生物培养及血清学方法均排除了常见病毒、支原体、立克次体及细菌感染。1993年，Nigro等提出人微小病毒B19在川崎病的发生中起重要的作用，认为B19病毒对冠状动脉内皮细胞有直接攻击损伤并继发平滑肌细胞炎症性损害。最近大量实验和临床研究指出，某些细菌的超抗原可能与本病有关，川崎病是易感者在感染病原体后，病原体及其毒素触发的免疫反应介导的全身性血管炎。

本病急性期有明显的免疫异常，多数学者认为某种遗传因素造成免疫系统对病原体及其毒素呈现异常反应，表现为T杀伤细胞功能下降，T辅助细胞功能亢进，使B细胞多克隆活化，形成多种循环免疫复合物，导致变态反应。免疫复合物沉积于血管壁，激活补体并趋化白细胞，释放活性氧及溶酶体酶，损伤血管内皮细胞，激活凝血及缓激肽系统，血小板活化，凝集性增强，并促进花生四烯酸产物生成，造成血栓形成及全身免疫复合物性血管炎。炎症介质及细胞因子可导致血管内皮细胞损伤，产生新的内皮细胞抗原而诱生抗内皮细胞抗体，进一步导致血管内皮细胞损伤。血小板、巨噬细胞等产生血小板衍生性生长因子、转化生长因子、内皮细胞生长因子、内皮素−1等，使血管平滑肌细胞增生、细胞外基质增多、血管狭窄。

【病理】

主要病理改变为全身性血管炎，累及心、脑、肝、脾、肾、肺、胃肠道、生殖腺、唾液腺等多脏器的中小型动脉，特别是冠状动脉。病变过程大致分为四期，I期（急性期）1～2周，微血管、小动脉、小静脉全层血管炎，中型及大动脉血管周围炎、心肌炎、心包炎、心瓣膜炎及传导组织炎。Ⅱ期（亚急性期）2～4周，以中型动脉全层血管炎为主，冠状动脉病变最显著，血管壁水肿，小圆形细胞浸润，血管壁内、外弹性板破坏，血管内膜循环免疫复合物沉积，血管壁脆性增加，因不能承受动脉压力而致冠状动脉瘤形成。Ⅲ期（恢复早期）4～7周，小血管病变减轻，中型动脉肉芽肿形成，血管内膜增厚。Ⅴ期（恢复晚期）病程7周以后，迁延数年，冠状动脉瘤继续存在，中型动脉内膜增厚依然，渐致瘢痕、钙化、血栓形成或管腔狭窄，发展为缺血性心脏病。

【临床表现】

（一）主要症状

1.发热　发热为首发和必发症状，热型可为弛张热、稽留热或不规则热，持续5日以上，重者可达1～3周，抗生素及解热镇痛药治疗无效。

2.四肢末端改变　病初手足可呈无压陷性硬性肿胀伴触痛，手掌、足跖潮红，一般在发病第10～14日，从指（趾）尖与指甲移行部位出现膜状脱屑，部分患儿出现肛周脱屑，且早于指（趾）端脱屑。

3.皮疹　皮疹为多形性、一过性充血性细小斑丘疹，多见于病初1周内，常于手臂、下肢外侧开始，逐渐蔓延全身。皮疹可呈猩红热样或麻疹样，亦见荨麻疹样，均不伴水疱及结痂。

4.球结膜　双眼球结膜充血，充血血管呈数条蛇形弯曲，清晰可辨，不伴有流泪、畏光及脓性分泌物，称其为"干红眼"。

5.口唇及口腔　口唇鲜红、干燥、皲裂、出血、结痂；口腔及咽喉黏膜弥漫性充血；舌面红、舌乳头肿大呈"杨梅舌"。临床上将眼、唇、咽、舌的变化组成的"四红症"称为川崎病面容。

6.淋巴结　发热时可见颈部淋巴结肿大，常为单侧性，可伴压痛、不伴有化脓，肿大明显时可影响颈部活动，少数因肠系膜淋巴结肿大引起腹痛，甚至肠梗阻。

（二）其他症状

1.心血管系统　心血管病变发生率为72%～91%，多数在病初1～6周内，少数可在起病数月，甚至数年才发生，主要有以下几种：

（1）冠状动脉病变：急性发热期，如心尖部出现收缩期杂音、心音低钝、心律不齐和心脏扩大，提示冠状动脉炎、冠状动脉扩张及冠状动脉瘤。冠状动脉扩张发生率为30%～50%，多数可自行恢复；起病1～6周内易发生冠状动脉瘤，发生率为15%～30%，发生冠状动脉瘤的危险性评估多参照原田计分法，包括：①白细胞计数＞12×10^9/L。②血小板计数＜350×10^9/L。③C反应蛋白强阳性（＞40mg/L）。④血细胞比容＜0.35。⑤血浆清蛋白＜35 g /L。⑥年龄＜1岁。⑦男性。⑧有体动脉瘤。⑨血沉＞100mm/h或血沉增快持续4周以上；持续发热3周以上，可提示冠状动脉瘤，亦有学者列其为高危因素。一般在发病7日内计分，每项为1分，累计4分以上者为冠状动脉瘤高危患者。恢复期患儿，50%患者冠状动脉瘤在1年内逐渐消退，3%～19%冠状动脉瘤患儿因冠状动脉内血栓形成、冠状动脉管腔狭窄或闭塞，发展为缺血性心脏病，具有非常高的心肌梗死（1%～2%）和猝死的危险性。根据Koto对川崎病并发心肌梗死195例的临床分析，川崎病并发心肌梗死的特点是：①多在休息、安静或睡眠中突然发生（63%）。②多表现为休克、心力衰竭、烦躁及腹痛、呕吐等消化道症状。③无症状者占较大比例（37%）。④心肌梗死预后与再梗死次数和冠状动脉阻塞部位有关。

（2）其他动脉瘤：3%患儿伴发髂动脉、腋动脉等处动脉瘤，偶亦可发生脑血管动脉瘤或血栓形成，引起偏瘫和烟雾病。

（3）心脏变化：川崎病患儿可出现充血性心力衰竭，心包炎和二尖瓣关闭不全等，亦可发生高血压或心源性休克。心肌炎发生率3%，表现为心脏扩大、奔马律及心电图异常；心瓣膜炎可致二尖瓣反流、主动脉瓣反流；心包炎发生率为15%，可有心包积液。因此，在病程中应注意有无心音远弱，心脏杂音，心律失常，胸部X线片表现，超声心动图检查心脏是否增大，心电图是否出现P-R间期延长、Q-T间期延长、异常Q波、低电压、ST-T改变等。

2.消化系统　可有恶心、呕吐、腹泻、腹痛、轻度黄疸、胆囊肿大、肠梗阻、轻度黄疸、血清氨基转移酶增高等。

3.呼吸系统　咳嗽、气喘、流涕等，胸部X线检查可见肺部阴影。

4.血液系统　急性期白细胞计数增多伴核左移，轻度贫血，血沉增快，C反应蛋白阳性，少数呈严重的粒细胞缺乏，特发性血小板减少性紫癜，亦可发生弥散性血管内凝血，最常为血小板计数增多。电镜下显示血小板变形、凝集性增高，此为血栓形成的重要因素。

5.关节炎　40%的川崎病患儿有不同程度的关节红肿、疼痛，常始于急性期，多为膝、踝、腕、髋关节非对称性肿痛，约2周后渐减轻，不留畸形及功能障碍。

6.泌尿系统 尿中可出现蛋白及少量白细胞。

7.神经系统 表现为抽搐、意识障碍、面神经麻痹、肢体瘫痪及无菌性脑膜炎等。

【辅助检查及诊断技术】

（一）辅助检查

1.血液检查 白细胞计数及中性粒细胞增多，伴核左移。早期血小板计数正常，第2～3周血小板计数明显增多。常有轻度贫血，血沉增快和C反应蛋白明显增高，血清转氨酶增高，T细胞亚群失衡。

CD 8$^+$T细胞减少，CD 4$^+$/CD 8$^+$T细胞比值增加，体液免疫中血清免疫球蛋白升高。循环自身抗体中抗DNA、抗心磷脂、抗内皮细胞、C型抗中性粒细胞质抗体（C-ANCA）均有增高，循环免疫复合物升高，抗"O"正常。

2.尿液与脑脊液检查 急性期可见尿蛋白，尿白细胞计数增加。脑脊液中细胞数增多，以淋巴细胞为主。

（二）诊断技术

1.超声心动图及彩色多普勒血流显像 1983年以来，超声心动图成为检测川崎病合并冠状动脉病变最佳无创性方法，与冠状动脉造影比较，其特异度及敏感度分别为97%及100%。

（1）冠状动脉二维超声显像：依超声特征将川崎病冠状动脉病变分为四级。①正常：冠状动脉管壁光滑、回声薄细，不伴有任何部位扩张。体表面积0.5 m^{2}以下者，冠状动脉内径＜2.5 mm，体表面积在0.5～1.0 m^{2}者，冠状动脉内径＜3 mm。冠状动脉内径与主动脉内径比值＜0.16。②冠状动脉扩张：冠状动脉内径增宽，＞3 mm但＜4 mm，冠状动脉内径与主动脉内径比值＜0.30，属轻度冠状动脉损害。③冠状动脉瘤：冠状动脉相应部位出现球形、梭形、囊性扩张或呈串珠样改变，冠状动脉内径一般在4～8 mm，冠状动脉内径与主动脉内径比值＞0.3，属中度冠状动脉损害。④巨大冠状动脉瘤：冠状动脉明显扩张，内径＞8 mm，冠状动脉内径与主动脉内径比值＞0.6。病变多为广泛性，属重度冠状动脉损害。冠状动脉瘤检出时间，最早在发病第3日就可观察到冠状动脉扩张，第4～6日形成冠状动脉瘤，于发病后第2～4周冠状动脉瘤检出率最高。日本学者对1009例川崎病的研究发现，47%有冠状动脉扩张，21%发生冠状动脉瘤。加藤裕久等报道418例川崎病中，有冠状动脉瘤者92例（22%）。国内西安交通大学有学者通过2012年冠状动脉超声显像随访，在502例川崎病患儿中，检出冠状动脉瘤70例（13.94%），发病后28日内检出49例（70%）。冠状动脉瘤好发部位为双冠脉主干及左前降支近端，可为单支动脉内多发或多支动脉受累并多发。冠状动脉瘤的常见并发症为冠状动脉内血栓形成，可发生于急性血管炎病变后1～20年的任何时间，超声显示冠状动脉内异常回声，多见于冠状动脉瘤腔内或左冠状动脉主干与左前降支分叉处，严重的冠状动脉病变可引起冠状动脉供血不足或心肌梗死。

（2）心包炎：超声显示可有少量心包积液，其发生率为21%～31%，病初多见，可自行吸收；偶见大量心包积液。日本学者报道1009例川崎病中，3例表现为大量心包积液，心包穿刺为血性液体。

（3）心肌炎：轻者超声心动图无明显改变，重者可有心腔扩大，心肌收缩力降低，心功能减低。

（4）心瓣膜炎：约10%患儿出现二尖瓣关闭不全，彩色多普勒血流显像可检测到二尖瓣反流信号，约5%患儿可检测到主动脉瓣反流信号。

（5）心功能不全：心功能测定显示心脏收缩、舒张功能损害，应用肺静脉多普勒血流频谱分析发现川崎病患儿急性期存在左心舒张功能障碍。

（6）心肌缺血、心肌梗死，超声心动图显示节段性室壁运动异常。

（7）血管病变：3%患儿出现周围血管动脉瘤，常与冠状动脉瘤并存。二维及彩色多普勒血流显像发现腋动脉、髂动脉、肠系膜上动脉、腹腔动脉、肾动脉呈动脉瘤样扩张，瘤腔内检测到异常血流信号。

2.负荷超声心动图　用于对左心室壁的运动及冠状动脉储备功能进行评估。运动负荷在劳动患儿，较少选择。可采用药物负荷试验，最常用多巴酚丁胺负荷试验。

3.血管内超声　将高频探头直接插入冠状动脉血管腔内，观察评价血管内腔大小和血管壁病变形态。

4.冠状动脉造影　确定或高度怀疑有冠状动脉后遗症者，可选择冠状动脉造影，其指征如下：①超声心动图证实川崎病并发冠状动脉瘤或冠状动脉扩张持续6个月以上者，须除外冠状动脉阻塞性病变，可在病后6～12个月安排冠状动脉造影。②冠状动脉瘤或冠状动脉扩张后又退缩者，在随访时负荷超声心动图或负荷放射性核素心肌显像检查提示心肌缺血者。③严重心血管后遗症如心肌梗死、心绞痛、中度以上瓣膜病变和严重心律失常者，应即做冠状动脉造影。

【诊断】

目前，本病尚无特异性诊断方法，主要根据临床症状和体征进行诊断，主要内容如下：

（1）发热持续5日以上。

（2）四肢末端变化：急性期手足硬肿，掌跖、指趾发红，恢复期始于指趾端甲床、皮肤移行处膜样脱屑。

（3）多形性红斑，躯干部多见，无水疱及结痂。

（4）双眼球结膜一过性无痛性充血。

（5）口唇红干、皲裂、杨梅舌，口咽黏膜渗出性充血。

（6）急性非化脓性颈部淋巴结肿大（直径≥1.5mm），通常为单侧性。

其中除发热为必备的主要症状，其他项中符合4项及以上者可诊断。但强调应除外其他疾病特别是病毒性感染、溶血性链球菌感染（暴发型，猩红热）、葡萄球菌感染（中毒性休克综合征）和耶尔森菌感染（耶尔森菌感染约有10%病例临床表现符合川崎病诊断标准）。冠状动脉瘤或扩张的特征性改变亦见于耶尔森菌感染和慢性活动性EB病毒感染。

根据日本1999年川崎病全国调查结果，典型病例及诊断标准6项中符合5项以上者占84.3%；仅有4项符合，但在病程中经超声心动图或心血管造影证实有冠状动脉瘤者占3.7%，疑似病例占12.0%。

非典型川崎病（指不具备川崎病诊断标准条件者）的诊断，常见于两种情况：①诊断标准6项只符合4项或3项，但在病程中经超声心动图或心血管造影证实有冠状动脉瘤者（多见于<6月龄的儿童或>8岁的儿童），属重症。②诊断标准6项只有4项符合，但超声心动图检查可见冠状动脉壁增厚，灰度增强（提示冠状动脉炎，此型冠状动脉扩张少见），应排除其他感染性疾病。

非典型川崎病的早期诊断颇为困难，以下项目可供参考：①卡介苗接种处再现红斑。②血小板计数显著增多。③C反应蛋白、红细胞沉降率明显增加。④超声心动图提示冠状动脉扩张或动脉壁硬度增强。⑤出现心脏杂音（二尖瓣关闭不全）或心包摩擦音。⑥伴有低蛋白血症、低钠血症。

【鉴别诊断】

1.猩红热 多见于3岁以上小儿，热程一般较短，无肢端硬肿及指趾端脱屑，抗"O"滴度增高，白细胞计数明显增高，可见扁桃体化脓等感染病灶，抗生素治疗有效。

2.败血症　中毒症状较重，无典型黏膜改变及肢端硬肿、脱屑，白细胞计数明显增高，血培养阳性，抗生素治疗有效。

3.传染性单核细胞增多症　本病有发热、淋巴结肿大和皮疹等，但常见于2岁以上的小儿，淋巴结肿大多为双侧性，有肝、脾大，不具备肢端硬肿及脱屑，白细胞计数增高以淋巴细胞为主，可见较多的变异性淋巴细胞，噬异凝集试验阳性。

4.幼年型类风湿关节炎　本病也有发热、皮疹、白细胞计数增高、小关节肿胀等，但起病相对慢，无结膜充血，无手足硬肿及指趾端膜状脱屑，类风湿因子常阳性。

5.渗出性多形红斑　皮疹可见水疱，无结膜充血，无手足硬肿及指趾端膜状脱屑。

【治疗】

（一）药物治疗

急性期主要是控制全身性血管炎症，防止冠状动脉瘤形成及血栓性阻塞，急性期后若仍然伴发冠状动脉病变，宜以抗血栓治疗为主。

1.阿司匹林　是治疗川崎病的首选药物。作为前列腺素合成酶抑制剂，可抑制氧化酶而减少血小板及血栓素A的产生，具有抗炎、防止血小板聚集和血栓形成的作用。国内常用剂量为30～50mg/（kg·d），分3～4次口服，热退后减量为5～10mg/（kg·d），每日1次，持续用药2～3个月，直至血沉、血小板计数、冠状动脉恢复正常；若伴发冠状动脉异常，维持服用阿司匹林至少1年。若冠状动脉瘤持续存在，应长期服用阿司匹林，并加服双嘧达莫3～6mg/（kg·d），分3次口服。亦可加用维生素E 20～30mg/（kg·d）。

2.静脉注射免疫球蛋白（IVIG）

（1）IVIG必须在发病10日内应用，能较好地防止冠状动脉瘤发生。IVIG的作用机制可能是由于丙种球蛋白的Fc段与循环免疫复合物中抗体的Fc段竞争，减少了后者在血管壁的沉积，阻断了I型变态反应；同时大剂量丙种球蛋白可产生负反馈作用，抑制过量抗体的产生。

（2）IVIG目前使用剂量有三种选择：①IVIG单剂2g/kg，10～12h滴入，用药后

24h体温下降，全身症状减轻，冠状动脉瘤发生率下降为3%~6%。②IVIG 400 mg/（kg·d），连用4~5日，疗效与①相近。③亦有推荐IVIG剂量为1 g/kg，若24h后仍持续发热，则再加1剂即可奏效。

大剂量静脉滴注时，一定要控制速度，以免加重心脏前负荷或引起心力衰竭。3%患儿可有变态反应，应密切观察。

（3）IVIG的适应证：美国心脏协会（AHA）川崎病委员会提出，川崎病患儿全部均应使用IVIG疗法。日本川崎病研究委员会认为，IVIG疗法适应证为冠状动脉瘤高危患者（原田计分法4分以上者）。

（4）IVIG疗效：日本川崎病研究委员会报道，急性期冠状动脉瘤发生率，单用阿司匹林组为16%，联用IVIG（0.5 g/kg）组为5%，联用IVIG 2 g/kg组为2%，已形成冠状动脉瘤组，其动脉瘤退缩较单用阿司匹林组为早。

3.肾上腺皮质激素　肾上腺皮质激素虽有较强的抗炎、抗过敏和退热作用，但日本早期KD的治疗研究表明，激素可破坏成纤维细胞，影响冠状动脉病变的修复，可促进冠状动脉瘤的发生和血小板聚集。Kato对KD治疗的对照研究发现，未用药组冠状动脉瘤的发生率为20%，单用阿司匹林组仅11%发生冠状动脉瘤，而单用激素组，冠状动脉瘤的发生率高达65%。目前，研究认为，除IVIG治疗失败或川崎病并发重症心肌炎的病例，可于短期内加用肾上腺皮质激素外，一般不主张单用激素来控制川崎病的急性炎症症状。

4.溶栓治疗　冠状动脉血栓形成或发生心肌梗死时应采用溶栓治疗，可静脉或冠状动脉内注射尿激酶，静脉注射首剂20 000 U/kg，溶于2~3 mL注射用水，再加入葡萄糖溶液中，于1h内输完，继以维持量每小时3000~4000 U/kg，持续3~10h。冠状动脉内给药时，首剂10 000 U/kg，继以每小时1000~2000 U/kg维持。尚可静脉输入肝素溶栓，用法为肝素60~120 U/kg，加入生理盐水或葡萄糖液中缓慢输注，每4~6h一次。溶栓治疗过程中，应监测凝血时间及血浆纤维蛋白原含量，若凝血时间较正常延长1倍或血浆纤维蛋白原低于1 g/L即有发生出血的危险。

（二）手术治疗

1.经皮穿刺冠状动脉内成形术（PTCA）　PTCA即用经皮穿刺方法送入球囊导管，扩张冠状动脉狭窄的一种心导管治疗技术，为冠心病血运重建的有效方法之一，但PTCA治疗KD伴冠状动脉狭窄的经验十分有限，日本报道川崎病冠状动脉病变进行

PTCA者12例，除1例为冠状动脉瘤，施行冠状动脉旁路移植术后发生吻合部狭窄外，余11例扩张成功者6例（55%），较成年人缺血性心脏病成功率为低。川崎病后冠状动脉病变以内膜肥厚为主，且钙化发生率较高，故仅靠球囊扩张成功率不高，近年来，应用一些新的机械手法治疗冠状动脉狭窄，如激光血管成形术、斑块旋切术、斑块旋磨术及血管支架等，但对川崎病后冠状动脉病变治疗的评价，还有待研究。

2.冠状动脉旁路移植术（CABG） CABG的适应证：经冠状动脉造影证实有以下情况者：①左冠状动脉主干高度阻塞。②左前降支高位高度阻塞。③多支（2～3支）冠状动脉高度阻塞。④侧支循环呈危险状态或发生肾梗死者，应考虑采用CABG。有学者对41例川崎病伴严重冠状动脉病变者行CABG，平均手术年龄9.1岁（1～19岁），以5～6岁为最多，男性31例，女性10例，无1例死亡，术后6个月随访，97.5%可参加体育活动。日本自治医科大学6例川崎病后严重冠状动脉病变行CABG，术后病儿左心室收缩功能改善，无心绞痛和心肌梗死发生，生长发育良好。国内仅对1例2岁半男童心肌梗死后室壁瘤形成者进行了室壁瘤切除术及CABG，获得成功。

3.心脏移植 据英国、美国移植注册单位报道，全世界共有8例患儿因严重的冠状动脉狭窄、冠状动脉瘤重症不可逆心功能不全进行心脏移植，其中英国3例，美国5例，共6例存活。目前认为心脏移植是治疗川崎病的有效方法。移植指征为：严重心功能不全、冠状动脉多处重度狭窄、冠状动脉旁路移植手术失败者。

（李思侠 张文靓 杜玲玲 王相璞 李志燕 于娟娟 梁 娜）

第三章　泌尿系统感染性疾病

第一节　急性膀胱炎

【概述】

膀胱炎与尿道炎统称为下尿路感染。膀胱炎是膀胱黏膜发生的感染，高发人群包括四种，学龄期少女、育龄妇女、男性前列腺增生者、老年人。

【诊断标准】

1.临床表现

（1）多发生于新婚或妊娠期，或有导尿、应用尿道器械等病史。

（2）突然或缓慢发生，全身症状不明显。主要表现为尿频、尿急和尿痛等症状。部分患者有终末血尿或全程血尿。有的患者出现尿液浑浊或脓尿。

（3）耻骨上区有明显压痛。

2.实验室检查

（1）尿常规：白细胞＞5个/HP即有临床意义。

（2）尿培养：晨尿沉淀涂片细菌数15～20/HP，中段尿培养菌落数＞10^5/mL。

3.鉴别诊断

（1）急性肾盂肾炎：除膀胱刺激征外，还有寒战、高热和肾区叩痛。

（2）结核性膀胱炎：慢性病程，抗菌药物疗效不佳，尿液中可找到抗酸杆菌，尿路造影显示患侧肾脏有结核病变。

（3）间质性膀胱炎：尿液清晰，无白细胞，无细菌，膀胱充盈时有剧痛。

（4）腺性膀胱炎：靠膀胱镜及活检鉴别。

【治疗】

1.一般治疗　急性发作时应注意休息，多饮水，碱化尿液。解痉剂解除痉挛，以减轻症状。

2.抗生素应用　应用抗生素前需做新鲜中段尿培养及药敏试验,根据培养结果选用合适的抗生素。若未做细菌培养则选用较广谱的抗生素。喹诺酮类抗生素为广谱抗菌药,是目前治疗单纯性膀胱炎的首选。单纯性膀胱炎提倡3日短程疗法。第1次发病治疗要彻底,防止细菌产生耐药性或病情转为慢性。

第二节　急性肾盂肾炎

【概述】

尿路感染是指细菌、真菌等微生物在尿路异常繁殖所致的尿路急性或慢性炎症。其中,累及肾盂、肾盏和肾实质的急性感染称为急性肾盂肾炎。典型患者可以出现明显的全身感染症状,表现为寒战、高热,可伴有恶心、呕吐,体温多在38～39℃,甚至高达40℃;泌尿系统症状表现为尿频、尿急、尿痛等膀胱刺激征,可伴有腰痛、下腹部疼痛、肋脊角及输尿管点压痛、肾区叩击痛等体征。急性肾盂肾炎的治疗包括全身支持治疗和抗生素治疗。其中,抗菌药物应根据细菌培养及药敏试验结果,选择肾毒性小、不良反应少、尿液内有较高药物浓度的抗生素。

【病因】

最常见的病原体为大肠埃希杆菌,其次为变形杆菌、克雷伯杆菌。感染途径以上行性感染最常见,占95%以上。近年来,随着抗生素和免疫抑制剂的广泛应用和人口老龄化,尿路感染病原体谱发生了明显变化,革兰氏阳性杆菌与真菌性尿路感染发病率增多,耐药甚至耐多药病原体也呈现明显增加的趋势。另外,宿主易感因素包括尿路梗阻、膀胱输尿管反流、神经源性膀胱、妊娠、女性性生活活跃、医源性因素、泌尿系统结构异常、糖尿病、机体免疫力低下等。

【诊断】

(一)流行病学

性生活活跃的妇女、孕妇、老年人、长期卧床或留置导尿管者及基础肾疾病和全身性疾病导致的免疫力低下者尿路感染发生率高。

(二)临床特点

急性肾盂肾炎的泌尿系统症状包括尿频、尿急、尿痛等膀胱刺激征,可伴有腰痛、下腹部疼痛、肋脊角及输尿管点压痛、肾区叩击痛等体征。全身症状包括寒战、高热，可伴有恶心、呕吐，体温多在38～39℃，甚至高达40℃。

（三）辅助检查

1.实验室检查　考虑急性肾盂肾炎者，应进行血常规、尿常规和细菌学检查等。

（1）血液学检查：血常规呈现以中性粒细胞为主的白细胞增多。血沉快，C反应蛋白升高。

（2）尿常规检查：尿液中可见大量白细胞，通常呈团块状。在尿沉渣中见到大量的颗粒管型或白细胞管型提示急性肾盂肾炎。可出现红细胞和少量蛋白。

（3）细菌学检查：①尿沉渣涂片细菌检查：清洁中段尿沉渣涂片，革兰氏染色用油镜或不染色用高倍镜检查，计算10个视野细菌数，取平均值，若每个视野下可见1个或更多细菌，提示尿路感染。②细菌培养：可采用清洁中段尿、导尿及膀胱穿刺尿做细菌培养，其中膀胱穿刺尿的培养结果最可靠。中段尿细菌定量培养＞10个/mL，称为真性菌尿，可确诊尿路感染。耻骨上膀胱穿刺尿细菌定性培养有细菌生长，即为真性细菌尿。常规厌氧菌培养没有微生物生长时，应怀疑厌氧菌感染。有菌血症和脓毒症表现时，应做血培养。

（4）亚硝酸盐还原试验：其原理为大肠埃希菌等革兰氏阴性细菌可使尿内硝酸盐还原为亚硝酸盐。该法可作为尿感的过筛试验。

（5）其他：急性肾盂肾炎可有肾小管上皮细胞受累，出现尿N-乙酰-8-D-氨基葡萄糖苷酶（NAG）升高。

2.影像学检查　对大多数急性肾盂肾炎病例，临床表现、体征和实验室检查已能得到诊断，B型超声、腹部X线平片、静脉肾盂造影（IVP）等影像学检查并非必须。影像学检查有助于发现上尿路梗阻、结石、肿瘤、先天性畸形等促感染因素。对于可疑梗阻者，复杂的肾盂肾炎病例，抗生素治疗无效的或反复发作的急性肾盂肾炎病例，影像学检查是必要的。影像学检查还有助于急性肾盂肾炎和急腹症、肾周围脓肿等疾病的鉴别。

【诊断】

典型的急性肾盂肾炎结合临床表现、尿沉渣与尿细菌学检查诊断并不困难。

1.确定尿路感染　首先要规范留取尿液标本，避免污染。临床表现、一般尿液检查、尿液病原体检查均支持尿路感染时，可以明确诊断。

2.确定尿路感染的部位　上尿路感染（肾盂肾炎）和下尿路感染均可以表现为尿

路刺激征，但上尿路感染出现明显的全身症状如寒战、发热，可伴恶心、呕吐，体检可有腰痛、肋脊角叩击痛、尿沉渣显微镜检查可检出白细胞管型，肾小管功能异常。

3.确定病原体　明确病原体性质依赖于尿细菌检查，尿细菌学检查结合药敏试验，不仅对诊断有帮助，对治疗也有指导意义。

4.潜在致病因素　对于反复发作的尿路感染、难治性尿路感染或伴持续肾小管功能异常者，应积极寻找是否存在泌尿系统畸形、梗阻，糖尿病或机体免疫力下降等因素。

【鉴别诊断】

1.尿道综合征　常见于妇女，患者有尿频、尿急、尿痛及排尿不适等尿路刺激症状，但多次检查均无真性细菌尿。部分可能由于逼尿肌与膀胱括约肌功能不协调、妇科或肛周疾病、焦虑等引起，也可能是由于衣原体等非细菌感染造成。

2.其他系统器官的感染　急性肾盂肾炎需要与急性胰腺炎、急性胆囊炎、肺底部肺炎等相区别。急性胰腺炎患者有血清淀粉酶升高，尿中不含脓细胞。急性胆囊炎疼痛在腹部，伴有右上腹肌肉紧张和反跳痛，尿中无脓细胞。肺底部肺炎刺激胸膜引起肋缘下疼痛，拍摄胸部X线片可明确诊断。

3.全身感染性疾病　急性肾盂肾炎的全身症状较突出，易误诊为流行性感冒、疟疾、脓毒症、伤寒等。上述全身感染同时有各自特异的临床特征、细菌学及免疫学异常。通过详细询问病史，注意有无尿路刺激征状、肾区压痛、肋脊角叩击痛、尿沉渣及尿细菌学检查、血液细菌学及免疫学检查可以鉴别。

【治疗】

急性肾盂肾炎的治疗包括全身支持治疗和抗生素治疗。

1.全身支持治疗　包括卧床休息，给予足够营养，补充液体，保持体内水、电解质平衡。多饮水，勤排尿，尿量应维持在每日1500mL以上，利于促进体内毒素排除。膀胱刺激征和血尿明显者，可口服碳酸氢钠1g，每日3次，以碱化尿液、缓解症状、抑制细菌生长。尿路感染反复发作者应积极寻找病因，及时祛除诱发因素。

2.抗生素治疗　首次发生的急性肾盂肾炎的致病菌多为大肠埃希菌，在留取尿细菌检查标本后应立即开始治疗，首选对革兰氏阴性杆菌有效的药物。72h显效者无须换药；否则应按照药物敏感试验结果更换抗生素。

（1）病情较轻者：可在门诊口服药物治疗，疗程10～14日。常用药物有喹诺酮类（如氧氟沙星0.2g，每日2次；环丙沙星0.25g，每日2次）、半合成青霉素类（如阿莫西林0.5g，每日3次）、头孢菌素类（如头孢呋辛0.25g，每日2次）等。治疗14日后，通常90%可治愈。如细菌仍阳性，应参考药物敏感试验选用有效抗生素继续治疗4～6周。

（2）严重感染全身中毒症状明显者：需住院治疗，应静脉给药。常用药物，如氨苄西林1～2g，每4h一次；头孢噻肟钠2g，每8h一次；头孢曲松钠1～2g，每12h一次；左氧氟沙星0.2g，每12h一次。必要时联合用药。氨基糖苷类抗生素肾毒性大，应慎用。经过上述治疗若好转，可于热退后继续用药3日再改为口服抗生素，完成2周疗程。治疗72h无好转，应按照药物敏感试验结果更换抗生素，疗程不少于2周。经此治疗，仍有持续发热者，应注意肾盂肾炎并发症，如肾盂积脓、肾周脓肿、感染中毒症等。

（3）再发性尿路感染：包括重新感染和复发。

重新感染：治疗后症状消失，尿菌阴性，但在停药后6周再次出现真性细菌尿，菌株与上次不同，称为重新感染。多数病例有尿路感染症状，治疗方法与首次发作相同。对6个月内发生2次以上者，可长程低剂量抑菌治疗，即每晚临睡前排尿后服用小剂量抗生素1次，每7～10日更换药物一次，连用6个月。

复发：治疗后症状消失，尿菌阴转后在6周内再次出现菌尿，菌种与上次相同（菌种相同且为同一血清型），称为复发。复发的肾盂肾炎，特别是复杂性肾盂肾炎，在去除诱发因素（如结石、梗阻、尿路异常等）的基础上，应按药物敏感试验结果选择强有力的杀菌性抗生素，疗程不少于6周。反复发作者，给予长程、低剂量抑菌疗法。

第三节　淋菌性尿道炎

【概述】

淋病是性传播疾病的主要病种之一，由淋病奈瑟菌所致的急性或慢性泌尿生殖系统化脓性炎症性传染病。无并发症淋病的主要临床表现在男性为尿道炎，女性为宫颈炎。临床上还有近20%的男性和60%的女性感染者无明显症状，称为无症状性淋病。淋病也可入血形成全身性或系统性感染，引起如菌血症、关节炎、心内膜炎、脑膜炎、腱鞘炎等并发症。

淋病主要通过性交传染，最常见于性活跃的青中年，发病率男性高于女性。淋病在全世界分布不均，感染率最高的地区，如非洲撒哈拉、南亚、东南亚、加勒比和拉丁美洲，常是西方工业化国家的10倍。在我国，自20世纪70年代末，淋病发病率逐年增加，1991—2000年全国淋病年均增长10.69%，但淋病所占构成在逐年减少，1991年为65.22%，至2000年下降至33.25%。

【病因】

淋菌性尿道炎的病原菌为淋病奈瑟双球菌，在光镜下为典型的革兰氏阴性双球菌，有菌毛。淋病奈瑟球菌不耐干热和寒冷，干燥环境下1~2h死亡，或加热（55℃）5min即死亡。淋病奈瑟球菌对一般消毒剂的抵抗力很弱，1:4000硝酸银、1%苯酚、1%升汞等均可在1~10min内将其杀死。

人类是淋病奈瑟球菌唯一的天然宿主，患者及无症状带菌者是淋病的主要传染源。传播途径有以下几种：

1.性交传染　是淋病主要传播形式。淋菌无需借助黏膜的损伤，可直接附着在完整的黏膜上而发病。

2.非接触传染　淋病奈瑟球菌虽然不耐寒热和干燥，但在温暖、潮湿的环境下可存活1~2日或更长时间，通过接触急性淋病患者分泌物污染的衣裤被褥及日常用具（沐浴厕所用具及手术器具等）就有可能染上淋病。这主要发生于女孩。患有淋病的孕妇分娩时，经过产道可感染新生儿引起急性淋菌性眼结膜炎。

【病理】

男性尿道外口及舟状窝被覆鳞状上皮细胞，对淋病奈瑟球菌的抵抗力强。阴茎部及球部尿道被覆柱状上皮，对淋病双球菌抵抗力较弱，而且有很多小窝及腺体，细菌易于在其内滋生。女性尿道外口、阴道及子宫口被覆鳞状上皮细胞，子宫颈和尿道中段被覆柱状上皮。因此，在男性，淋菌主要累及前尿道的柱状上皮，女性则侵犯子宫颈管和尿道中段柱状上皮。淋病双球菌在尿道和宫颈管的柱状上皮内繁殖，引起受染部位的急性化脓性炎，并产生大量的脓性分泌物，由尿道排出，也可积聚在隐窝及腺体内堵塞腺管口，使感染加重。在全身情况差，抵抗力弱，或因其他原因，细菌可经血行扩散至全身，引起菌血症等并发症。

男性早期病变多局限在前尿道，但因揉捏、挤压等原因，病变可向后尿道扩散，引起后尿道炎、尿道球腺炎、前列腺炎等。感染常经射精管逆行发生精囊炎、附睾炎等导致男性不育。

慢性淋菌性尿道炎尿道黏膜有水肿、肉芽组织增生等，有的上皮有息肉样变。淋病性尿道腺炎、尿道球腺炎及前列腺炎又常是尿道慢性感染的病灶。在慢性期，由于纤维组织的逐渐形成，可发生长段前尿道狭窄。

【临床表现】

淋菌性尿道炎的潜伏期为1～14日，平均4～5日。人体感染淋菌后，在20%的男性，60%的女性可不出现症状。

（一）男性淋菌性尿道炎

1.急性淋菌性尿道炎

（1）急性前尿道炎：平均在感染后3～5日开始出现症状，首先表现为急性前尿道炎：尿道外口灼热、瘙痒及疼痛，尿道外口出现稀薄而透明的分泌物，1～2日后分泌物变为黏稠，呈黄白色脓性，可有尿道刺激症状，尿道疼痛和尿频。夜间阴茎可有痛性勃起。体检可见尿道外口及阴茎头红肿，触诊前尿道有压痛，挤压尿道口有脓液流出。

（2）急性后尿道炎：前尿道炎发生后2周，60%的患者可发生炎症侵犯后尿道，主要症状为尿意窘迫、尿频、尿急，有时因括约肌痉挛可引起排尿困难和尿潴留。尿痛的特点是排尿终末时疼痛或疼痛加剧，呈针刺样，还可有会阴坠痛。当急性淋病性尿道炎并发前列腺炎、精囊炎时，前列腺肿大、压痛。当并发尿道球腺炎时，会阴部不适，尿道球腺肿大、压痛。当并发急性附睾炎时，阴囊红肿、疼痛，附睾头、体、尾呈一致性肿大，精索增粗。

2.慢性淋菌性尿道炎　急性淋菌性尿道炎未治疗或治疗不当，可转变为慢性淋菌性尿道炎，常侵犯尿道球部、膜部和前列腺部。症状轻微，晨起尿道外口有少量浆液痂，指压会阴部或阴茎根部可有少许稀薄黏液流出，少数患者排尿终末尿道刺痛，排尿无力，滴尿。当并发双侧附睾炎后，常引起不育症。有精囊炎时，可有血精。

（二）女性淋菌性尿道炎

女性感染淋菌后，主要部位在子宫颈，由于淋菌性宫颈炎症状轻微，因此一般仅表现阴道分泌物增多或异常，多呈脓血性，有恶臭，外阴瘙痒及烧灼感。女性淋菌性尿道炎多发生性交后2～5日，有尿频、尿急、尿痛。检查可见尿道外口红肿，挤压尿道有脓液流出，并发淋菌性前庭大腺炎，腺体红肿，腺管开口部发红，挤压可有脓性分泌物，少数患者可伴发热等全身症状。阴道黏膜稍红，子宫颈口糜烂，早期未经治疗或治疗不彻底，反复迁延者可引起淋菌性盆腔炎、急性输卵管炎、子宫内膜炎、继发性输卵管卵巢脓肿、盆腔脓肿、腹膜炎等许多并发症。

【诊断】

1.病史、临床表现及体征　绝大多数患者本人1周内有不洁性交史，临床表现主要是尿道炎和宫颈炎。前者表现为尿频、尿急、尿痛，尿道口有黄色黏稠的脓性分泌物；后者表现阴道有脓性分泌物、尿道有脓性分泌物及宫颈口红肿。

2.实验室检查

（1）直接涂片：取泌尿生殖道分泌物涂片，行革兰氏染色显微镜检查，可见多形核白细胞内有革兰氏阴性双球菌，因为在女性阴道内寄生有其他革兰氏阴性球菌，此方法对女性患者可能有假阳性，因此女性患者应做淋菌培养。慢性或复查患者无分泌物，应将不含抑菌物质的藻酸钙拭子伸入尿道外口内2cm，留置10～20s后，旋转一圈采取标本，滚动涂片。女性患者，可将藻酸钙拭子伸入子宫颈2cm取材，滚动涂片。

（2）淋菌培养：慢性淋病、女性阴道分泌物涂片找到白细胞外革兰氏阴性球菌或急性淋病治疗效果不佳者，需做淋菌培养及药敏试验。国内常用巧克力琼脂或血琼脂培养基，均含有抗生素，可选择性地抑制其他细菌标准接种后，在37℃和5% CO_2培养箱中孵育20～24h观察结果。国外多改良用Thayer–Martim（TM）培养基选择培养，淋病奈瑟球菌培养为诊断淋病的金标准。

（3）聚合酶链反应（PCR）：PCR是建立在扩增淋病奈瑟球菌特异性DNA基础上的一种基因诊断方法，可以快速、特异、敏感地检测淋病奈瑟球菌。但PCR用于性传播疾病诊断，也有其局限性，由于样品中只要存在病原体DNA，便可产生阳性扩增信号，此时病原体可能已经死亡或失去毒力，因此PCR阳性只能提示曾经感染，不能完全说明这种疾病存在与否，PCR只可作为STD诊断的补充而不能取代传统诊断。

【治疗】

淋病的治疗原则强调早期诊断，早期治疗；正规和合理用药；追踪性伴侣，同时检查治疗；减少耐药菌株的产生；治疗后密切随访，注意同时有无沙眼衣原体、支原体或其他感染。一般治疗包括多饮水，禁辛辣饮食和酒，治疗未治愈期间禁止性生活，污染的内衣裤、被褥、浴巾应消毒并和家人洗浴用具分开。

美国疾病控制和预防中心淋菌性尿道炎治疗推荐方案：头孢曲松125mg，单次肌内注射；或头孢克肟400mg，单次顿服；或环丙沙星500mg，单次顿服；或氧氟沙星400mg，单次顿服；或左氧氟沙星250mg，单次顿服。若沙眼衣原体感染未排除，应给予治疗，推荐方案：阿奇霉素1g，单次顿服；或多西环素100mg，口服，2次/日，连用7日。替代方案：红霉素碱500mg，口服，4次/日，连用7日；或琥乙红霉素800mg，口服，4次/日，连用7日；左氧氟沙星300mg，口服，2次/日，连用7日；左氧氟沙星300mg，口服，1次/日，连用7日。

下列患者并不推荐用喹诺酮方案：①和男性发生性关系的男性患者；②患者或性伴侣最近到国外旅行过；③耐喹诺酮淋病奈瑟菌流行地区感染的患者。但可以用以下推荐治疗方案：头孢曲松125mg，单次肌内注射；或头孢克肟400mg，单次顿服。若沙眼衣原体感染未排除，应给予治疗，替代方案：大观霉素2g，单次肌内注射；或头孢曲松125mg，单次肌内注射；或头孢克肟400mg，单次顿服；或头孢唑肟500mg，单次肌内注射；或头孢西丁2g，单次肌内注射，并口服丙磺舒1g；或头孢呋辛酯，500mg，单次肌内注射；或加替沙星400mg，单次顿服；或诺氟沙星800mg，单次顿服；或洛美沙星400mg，单次顿服。

阿奇霉素2g，口服治疗单纯性淋病有效，阿奇霉素1g，口服治疗单纯性淋病易产生耐药性。考虑到应用阿奇霉素治疗的费用、服药后患者的胃肠道反应和易产生耐药性，故不推荐口服阿奇霉素治疗淋病。

目前，在抗生素选择性压力的作用下，淋病奈瑟球菌对大多数抗生素产生耐药。淋病奈瑟球菌已对青霉素高度、普遍耐药。世界卫生组织（WHO）西太平洋地区淋病奈瑟球菌耐药监测计划（WHO WPRGASP）2001年度报告中指出，产青霉素酶淋病奈瑟球菌及染色体介导的耐青霉素淋病奈瑟球菌在该地区仍然保持着广泛的流行。其中以老挝（96%）、韩国（88%）、菲律宾（86%）、中国（85%）最为严重。耐喹诺酮淋病奈瑟球菌感染在世界许多地区包括北美散发流行，而在亚洲部分地区有蔓延现象。近年来耐氟喹诺酮类药物淋病奈瑟球菌增长迅速且严重。WHO WPRGASP 2001年度报告中指出，耐氟喹诺酮类药物淋病奈瑟球菌在柬埔寨（64%）、中国（97.9%）、日本（78%）、韩国（92.6%）等地区广泛流行。在泰国，1998年对环丙沙星的耐药率为13.8%，而1999年上升为25.4%。其MIC从1µg/mL上升到32µg/mL，环丙沙星已不再作为治疗淋病的推荐药物，可以预见喹诺酮类药物将逐渐对治疗淋病奈瑟球菌感染失效。淋病奈瑟球菌对第三代头孢菌素敏感性较高，但近年来由于头孢菌素的广泛应用，其敏感性逐渐下降。WHO WPRgASP 2001年报告中指出新加坡、中国、澳大利亚都已观察到淋病奈瑟球菌对第三代头孢菌素敏感性下降。大观霉素耐药率较低，至今仍是治疗淋病的第一线药物。WHO WPRgASP 2001年度报告中，对大观霉素耐药的淋病奈瑟球菌的报道柬埔寨仅1例、中国3例，对大观霉素敏感性下降的淋病奈瑟球菌，越南报道2例。瑞典1998 — 1999年淋病奈瑟球菌的监测结果表明对大观霉素全部敏感。

治疗结束后1～2周复查，治愈标准为：①症状、体征全部消失；②在治疗结束后第4～7日从尿道取材（或前列腺按摩），女性从宫颈和尿道取材，做分泌物涂片和淋病奈瑟球菌培养，连续两次均为阴性。

第四节　非淋菌性尿道炎

【概述】

非淋菌性尿道炎（non-gonococcal urethritis，NGU）是因性交传染的一种尿道炎，尿道或宫颈分泌物中涂片或培养可查到沙眼衣原体或解脲支原体、人型支原体等多种特异性微生物。非淋菌性尿道炎多见于青壮年性活动旺盛时期，在欧美各国的发病率为性传播疾病之首，女性患者是男性患者的4倍。在我国，非淋菌性尿道炎处于上升趋势，1991 — 2000年全国性病发病呈增长趋势，年均增长19.30%，NGU年均增长43.84%，NGU占性传播疾病的构成比由1991年的5.64%升至2000年的28.06%。75%女性非淋菌性尿道（宫颈）炎无临床症状，成为病原携带者和传播来源，其中有40%未治疗的患者会并发盆腔炎性疾病。

【病因】

非淋菌性尿道炎的病原体众多，主要为沙眼衣原体（CT）、解脲支原体（UU）和人型支原体。

1.沙眼衣原体　沙眼衣原体占非淋菌性尿道炎的40%～50%。衣原体为一种主要寄生于腺上皮细胞内，在细胞内繁殖生长，对热敏感，56～60℃仅存活5～10 min，-70℃可保存数年，0.1%的甲醛、0.5%苯酚可很快杀死沙眼衣原体。沙眼衣原体有A～K 15个血清型，非淋菌性尿道炎是由沙眼衣原体D～K共八种血清型引起的。

2.支原体　支原体占非淋菌性尿道炎的20%～30%。目前已分离鉴定的支原体达150种，其中自人体分离出15种，泌尿生殖道支原体感染主要是由解脲支原体、人型支原体、生殖支原体三种引起。

支原体是目前所知能在细胞外生长繁殖的最小微生物，对热敏感，55℃时5～15min即可被杀死，低温或冷冻干燥可长期存活。

3.其他　还有10%～20%的患者与其他多种病原体有关，包括阴道毛滴虫、卡他奈瑟菌、包皮杆菌、白念珠菌、疱疹病毒或其他微生物引起。

【临床表现】

NGU的潜伏期一般为1～3周，平均为10～14日。主要临床表现是排尿时疼痛及尿道有分泌物，但症状较淋病轻，两种症状同时存在，有的只有尿道分泌物。

男性患者尿道分泌物的特点是分泌物稀薄，量少，浆液性或稀薄脓性，自行流出者少，常要用手挤压尿道才能溢出；晨起尿道口少许黏液性分泌物，有时仅表现为痂膜封口（尿道口）或裤裆污秽，尿道口稍红。女性患者大多无明显临床症状，多在性伴侣经确诊后再去医院检查而发现。宫颈为主要感染部位，表现为白带增多，子宫颈水肿或糜烂，一般临床症状不明显。伴尿道炎可有尿频、尿道灼热，检查尿道口充血、发红或正常。

NGU持续存在，可发生很多并发症，在男性常并发附睾炎、慢性前列腺炎、精囊炎导致不育症。在女性出现子宫内膜炎、输卵管炎导致宫外孕、不孕症、继发流产、胎儿发育迟缓。母亲有衣原体感染，近50%的新生儿通过产道可发生眼部感染，主要症状为眼部黏液脓性分泌物。

由于发病缓慢，症状不典型，易被误诊或迁延治疗。NGU可同时与淋病并发，大多数淋病后尿道炎属于此类。

【诊断】

有不洁性交史，尿道口有稀薄脓性分泌物（女性表现白带增多）伴或不伴有尿痛。男性取尿道分泌物，晨尿或距末次排尿后2h后的尿沉渣涂片，革兰氏染色无革兰氏阴性双球菌，每高倍视野下见到10个以上中性粒细胞，而又无肾脏疾病或膀胱感染，无前列腺炎或尿道损伤，女性宫颈分泌物为黏液脓性，每高倍视野下见到10个以上中性粒细胞，能除外淋菌性宫颈炎和滴虫感染，可做出NGU的临床诊断。

（一）衣原体检测方法

1.涂片染色法　常用吉姆萨（Giemsa）染色法，在显微镜下观察细胞内包涵体，主要用于急性眼结膜感染标本染色，该法敏感性很低，不主张用于尿道分泌物的检查。

2.细胞培养　是目前检测CT感染较为敏感和特异的方法，被视为金标准，其敏感度为80%～90%，特异度接近100%。该法操作烦琐、耗时长、费用高，标本采集、运送、处理均可明显影响分离率和敏感性，影响其在临床的广泛开展，一般不作为常规检查方法。临床应用较多的是非培养检测法。

3.直接免疫荧光技术　针对沙眼衣原体外膜蛋白或脂多糖的单克隆抗体与抗原结合方法。在荧光显微镜下观察，沙眼衣原体为亮苹果绿色的原体和网状体。该法快速简便，操作简单，且沙眼衣原体不必是活菌。

4.快速诊断试验　试验操作简便，无须复杂的设备，可在30min内得到结果。临床常用的是Surecel、Clearview、Testpack试剂盒，Surecel试剂盒适用于宫颈、男性尿液和眼部标本的检测。Clearview和Testpack试剂盒适用子宫内分泌物的检测。

（二）支原体检测方法

1.培养法　培养法具有高度特异性和敏感性，是世界卫生组织推荐的唯一方法，使用较广泛的商品试剂盒为支原体IST2。解脲支原体的定量结果以24h结果为准，人型支原体的结果和药敏结果以48h为准。

2.血清学诊断试验　最常用的有间接血凝试验、代谢抑制试验及补体杀菌法等。这几种抗体检测法因正常人群存在低滴度抗体，且与其他细菌有交叉反应，其特异性、敏感性不甚满意，仅作为辅助诊断及流行病学调查。

3.分子生物学方法　基因探针法：敏感性和特异性均较高，但常用放射性核素标记、放射性危害较大，且繁琐难以推广。PCR法较高的假阳性和假阴性也限制了其临床应用。

【治疗】

非淋菌性尿道炎的治疗要根据病原体来选择抗生素。主要针对沙眼衣原体和支原体。推荐方案为阿奇霉素1g，口服，单次给药，或多西环素100mg，2次/日，共7日。替代方案：红素500mg，口服，4次/日，共7日，或琥乙红霉素800mg，口服，4次/日，共7日，左氧氟沙星300mg，口服，2次/日，共7日，左氧氟沙星500mg，口服，1次/日，连用7日。

妊娠期妇女禁忌使用多西环素、依托红霉素、氧氟沙星类。替代方案为阿奇霉素1g，口服，单次给药，阿莫西林，500mg，口服，3次/日，连用7日。

患者的性伴侣需同时检查治疗，在治疗结束前，或口服单剂药物治疗的7日内双方应避免性接触。只有症状而无尿道炎体征或实验室证据，不足以作为复发的根据。目前，对持续有症状或治疗后经常复发的患者尚无有效治疗方案。对这类患者，如果他们未依从治疗方案或再次与未经治疗的性伴侣性交，应以最初方案治疗。否则，应做针对阴道滴虫的涂片检查和尿道拭子培养。如患者遵从最初的治疗方案，也能排除再接触史，则推荐下列方案：甲硝唑2g，口服，单次给药，加红霉素500mg，口服，4次/日，共7日，或琥乙红霉素800mg，口服，4次/日，共7日。

治愈标准：①临床症状消失1周以上，尿液澄清，尿道口无分泌物。②尿沉渣显微镜检查阴性。③尿道或宫颈刮片涂片阴性且衣原体、支原体检查阴性。

（张文靓　杜玲玲　王相璞　李志燕　于娟娟　李思侠　郭　玲）

第四章　细菌感染性传染病

第一节　细菌性痢疾

【概述】

细菌性痢疾（bacillary dysentery，简称菌痢）是由志贺菌引起的肠道传染病，又称志贺菌病，为我国传染病法规定的乙类传染病。传染源为细菌性痢疾患者和志贺菌带菌者；传播途径为粪—口途径消化道接触传播，经污染的食物、水和通过手接触感染，食物型和水型传播均可引起暴发；人群普遍易感，夏秋季节多发。临床主要表现为腹痛、腹泻、里急后重和黏液脓血便，可伴有发热和全身毒血症状，严重者可有感染性休克和中毒性脑病。由于志贺菌各组各血清型间无交叉免疫，故可多次感染多次发病。

【病原学与流行病学】

志贺菌属于肠杆菌科志贺菌属，革兰氏阴性杆菌，兼性厌氧，无芽孢无荚膜。目前，志贺菌分四群47个血清型，以福氏菌和宋内菌为主，前者易转为慢性，后者不典型发作多；志贺菌的毒力最强，仍在某些地区流行。志贺菌存在于患者与带菌者粪便中，体外生存能力强，温度越低保存时间越长，污染水和食物可引起暴发，对消毒剂敏感。菌痢主要流行于夏秋季节。传染源为急性、慢性痢疾患者及带菌者，慢性菌痢的发现与管理比较困难，而且带菌时间长，在流行中的作用不容忽视；菌痢通过消化道传播，致贺菌从粪便排出后，通过手、苍蝇、食物、水，经口感染，也可通过接触患者和带菌者的生活用具传播。食物型传播和水源型传播可以引起暴发，危害极大。人群普遍易感，儿童及青壮年多见。由于不同血清群和血清型之间无交叉免疫，可以发生多次感染多次发病。

【临床表现与诊断】

菌痢的诊断主要依据流行病学资料、临床表现和实验室检查。

流行病学资料如夏秋季节发病，不洁饮食史，菌痢患者接触史等。细菌性痢疾潜伏期数小时至7日，一般为1～3日。急性期患者典型临床表现为发热、腹痛、腹泻、黏液脓血便、里急后重明显，左下腹明显压痛。慢性菌痢患者则有急性菌痢病史，病程超过2个月，主要表现仍为腹痛、腹泻、黏液脓血便等。中毒性菌痢以儿童多见，有高热、惊厥、意识障碍及循环呼吸衰竭，而胃肠道症状轻或无，应及时用直肠拭子采集大便或生理盐水灌肠采集大便送检。粪便检查见较多白细胞或脓细胞及红细胞即可初步诊断。确诊需粪便培养出志贺菌。怀疑菌痢时应及时送大便培养，尽量在使用抗菌药物前采集标本。

急性细菌性痢疾需与阿米巴痢疾、急性肠套叠等鉴别，中毒性痢疾需与流行性乙型脑炎、其他原因感染性休克等鉴别，慢性菌痢需与大肠癌等鉴别。

【治疗】

1.治疗原则　虽然菌痢多数情况下常于1～2周内自愈，但预后与下列因素有关：①年老体弱及婴幼儿免疫功能差者，并发症多，预后差。②中毒性菌痢病死率高。③福氏菌易演变为慢性，产生耐药性时影响治疗。④及时合理治疗者预后较好。因此，为改善预后，缩短病程，减少传播，应及时隔离和彻底抗菌治疗。

2.抗菌治疗　首选药物：①普通型痢疾，用喹诺酮类，如诺氟沙星，口服，成年人1次0.3～0.4g，每日2次，疗程5～7日。②中毒性痢疾：环丙沙星，静脉滴注，1次0.2～0.4g，每日2次，病情好转后改用口服。但18岁以下患者和妊娠期、哺乳妇女禁用。18岁以下患者和妊娠哺乳妇女可选择第三代头孢菌素，如头孢噻肟、头孢他啶、头孢哌酮等抗生素。次选药物：复方磺胺甲硝唑片，成年人，一次2片，每日2次，首剂加倍；儿童剂量酌减。有药物敏感试验结果时则根据药物敏感试验结果选用抗生素。慢性细菌性痢疾可联合或交替用药2个疗程。

3.对症治疗　普通病例注意补充水和电解质；中毒性痢疾除静脉给药抗菌外，注意扩充血容量、采用山莨菪碱等解除血管痉挛，防治中毒性脑病如降温冬眠等。慢性病例注意祛除诱因增强抵抗力等。

第二节　流行性脑脊髓膜炎

【概述】

流行性脑脊髓膜炎简称为流脑，是由脑膜炎奈瑟菌引起的急性化脓性脑膜炎，为急性呼吸道传染病。主要临床表现为发热、头痛、呕吐、皮肤黏膜瘀点、瘀斑及脑膜刺激征，重者可有败血症性休克和脑膜脑炎。流脑感染进程迅速、病情严重，重者常可危及生命或留有后遗症。本病好发于冬春季，儿童为主，常呈散发。

【病原学】

直径为0.6～1.0μm，常凹面相对，成对排列或四联排列，能产生毒力较强的内毒素，有荚膜，无鞭毛和脑膜炎奈瑟菌（又称脑膜炎球菌）属奈瑟菌属，革兰氏染色阴性，呈肾形双球菌，直芽孢。其细胞壁复合物由荚膜多糖、蛋白质、脂多糖、类脂质等多种成分组成。根据荚膜多糖免疫特异性的不同，国际上将脑膜炎球菌分成13个血清群，即A、B、C、D、X、Y、Z、29E、W135、H、I、K、L群等，在我国主要的流行菌群为A群，但近年来少数地区也出现B群和C群等血清群。该菌为专性需氧菌，仅存在于人体，可从带菌者及患者鼻咽部、血液、脑脊液、皮肤瘀点中检出。培养条件要求较高，普通培养基上不生长，在含有血清或血液的培养基上或经加热80℃以上的血液琼脂培养基（巧克力血液培养基）上方能生长。该菌抵抗力很弱，对寒冷、干燥、热及一般消毒剂极为敏感，温度低于30℃或高于50℃均死亡。在体外极易自溶，故采集标本应注重保温并快速送检。脑膜炎球菌对青霉素、链霉素、头孢类、磺胺类药物等均敏感，但容易产生耐药，磺胺类药物耐药率高。

【流行病学】

1.传染源　带菌者和患者是本病的传染源。本病隐性感染率高，流行期间人群带菌率可高达50%以上。由于病原菌存在于感染者的鼻咽部，大部分不出现临床症状，不易被发现，因此带菌者作为传染源的意义更重要。患者从潜伏期开始至发病后10日内具有传染性。

2.传播途径　病原菌主要经咳嗽、打喷嚏借飞沫经呼吸道传播。由于该菌在体外生存力极弱，故通过玩具与用品等间接传播机会极少。但密切接触如亲吻、同睡、怀抱、喂乳等对2岁以下婴幼儿传播有重要意义。

3.人群易感性　人群普遍易感，隐性感染率高。人群易感性与体内抗体水平密切相关，6个月至2岁小儿因从母体内获得的抗体降到最低水平，故发病率最高，以后随年龄增加，发病率逐渐降低。人感染脑膜炎球菌后产生的免疫力较为持久，各人群之间虽有交叉免疫，但不持久。

4.流行特征 流脑遍及世界各地，呈散发或大、小流行。以冬春季发病较多，一般从11～12月份开始上升，次年2～4月份达高峰，5月份起逐渐下降，但全年均可有散发病例。我国各地均有本病发生，曾先后发生过多次全国性大流行。自1984年我国广泛开展A群疫苗接种后，发病率逐年降低，但近几年有上升趋势。以往流行菌株以A群为主，近年B群和C群有增多趋势，在个别省份发生了C群引起的局部流行。由于人群免疫力及受感染机会的不同，各地区的发病差异甚大，与居住的人口密度、居住条件、健康状况及隐性感染机会等有密切关系。

【发病机制与病理改变】

脑膜炎球菌通常寄居于健康人鼻咽腔，5%～10%的健康人鼻咽部带有本菌，流行期高达20%～70%，但带菌者90%并不发病，少数引起鼻咽炎，严重者造成菌血症，仅1%～2%的人经血流或淋巴到达脊髓膜引起细菌性脑脊髓膜炎。

脑膜炎球菌自鼻咽部侵入人体，其致病因素主要有菌体的荚膜、菌毛、菌体产生的IgA1蛋白酶以及菌体细胞壁外壁层的脂寡糖即内毒素。内毒素可激活补体，血清炎症介质明显增加，产生循环障碍和休克，是本病致病的重要因素。脑膜炎球菌内毒素可引起小血管和毛细血管坏死性出血，激活凝血系统，在休克早期即可出现弥散性血管内凝血，继而加重微循环障碍、出血及休克，引起缺血性组织损伤，导致多器官功能衰竭。

脑膜炎球菌通过跨细胞途径侵犯脑膜，在基底膜被释放进入脑脊液，释放内毒素破坏血脑屏障，引起脑膜和脊髓膜化脓性炎症及颅内压升高，出现惊厥、昏迷等症状。流脑在败血症期主要病变是血管内皮的损害，血管壁炎症、坏死及血栓形成，血管周围出血。

皮肤黏膜、内脏器官也可有出血现象。严重败血症患者还可能引起肾上腺出血，即沃-弗综合征（Waterhouse-Friderichsen syndrome）脑膜炎期主要病变在软脑膜和蛛网膜，表现为血管充血、出血、炎症及水肿，引起颅内压增高、脑脊液混浊。颅底部由于化脓性炎症的直接侵袭和炎症后粘连，可引起视神经、展神经等脑神经损害，并出现相应的症状。

【临床表现】

潜伏期1～10日，一般为2～3日，短者仅为数小时。按病情分为以下各型：

1.普通型　占90%。按病情可分为4期。

（1）前驱期（上呼吸道感染期）：持续1～2日，多数患者无此表现，部分表现为发热、咽痛、鼻炎和咳嗽等上呼吸道感染症状。

（2）败血症期：常无前驱症状，多数起病后迅速出现此期表现，可持续1～2日。患者突然出现高热、寒战、头痛、呕吐、乏力、肌肉酸痛、意识淡漠等全身中毒症状，70%以上患者皮肤黏膜可出现瘀点、瘀斑。幼儿常表现为哭闹、拒食、烦躁、因皮肤感觉过敏而拒抱，以及惊厥等。

（3）脑膜脑炎期：多与败血症期症状同时出现，经积极治疗后通常在2～5日内进入恢复期。除高热及毒血症状外，主要表现为中枢神经系统症状，如剧烈头痛、喷射性呕吐、烦躁不安，以及颈项强直、布鲁津斯基征和凯尔尼格征等脑膜刺激征阳性，严重者可出现谵妄、抽搐及意识障碍。颅内压增高明显者可有血压升高、脉搏减慢等。婴幼儿多不典型，前囟未闭者可隆起，脑膜刺激征可缺如或不明显。

（4）恢复期：经治疗后体温逐渐降至正常，皮肤瘀血、瘀斑消失或结痂愈合，症状逐渐好转，神经系统检查正常。病程中约10%患者可出现口唇疱疹。

2.暴发型　病情凶险、进展迅速，如不及时治疗6～24h内即可危及生命，病死率高，儿童多见。可分为以下三种类型：

（1）休克型：又称"暴发性脑膜炎球菌败血症"。表现为急起寒战、高热或体温不升，严重中毒症状。短期内（12h内）出现全身广泛瘀点、瘀斑，可迅速融合扩大，或继以瘀斑中央坏死。随后出现面色苍白、唇及指端发绀、四肢厥冷、皮肤花斑状、脉搏细速、血压下降，易并发弥散性血管内凝血。多无脑膜刺激征，脑脊液检查多无异常。

（2）脑膜脑炎型：主要表现为脑膜和脑实质损伤，患者常于1～2日出现严重神经系统症状，除高热、头痛、呕吐症状外，意识障碍加深，可迅速出现昏迷。颅内压升高，可有惊厥、脑膜刺激征阳性、锥体束征阳性。部分患者可出现脑疝及其相应的症状。

（3）混合型：兼有上述二型的临床表现，常同时或先后出现，是本病最严重的一型。

3.轻型 临床表现为低热、轻微头痛、咽痛等上呼吸道感染症状，皮肤黏膜可有少量细小出血点，亦可有脑膜刺激征。脑脊液可有轻度炎症改变，咽培养可有脑膜炎双球菌生长。

4.慢性型 不多见，成年患者较多，病程常迁延数月。患者常有间歇性畏冷、寒战、发热发作，每次历时12h后即缓解，相隔1～4日后再次发作。血培养可为阳性。

【实验室检查】

1.血象 白细胞计数一般在（10～20）×10^9/L，中性粒细胞百分比增至80%～90%以上。

2.脑脊液检查 是确诊的重要方法。病初或休克型患者，脑脊液多无明显变化，可表现为压力增高，应于12～24h后复查。典型的流脑脑膜炎期，压力常增高，外观呈浑浊米汤样甚或脓样，白细胞计数明显增高至1000×10^9/L以上，并以多核细胞增高为主，糖及氯化物明显减少，蛋白质含量升高。

3.细菌学检查 是确诊的重要手段，应注意标本送检条件。

（1）涂片：取皮肤瘀点处的组织液或离心沉淀后的脑脊液做涂片染色，阳性率为60%～80%，是早期诊断的重要方法。

（2）细菌培养：应在使用抗菌药物前收集标本。取瘀斑组织液、血或脑脊液，进行培养。

4.血清免疫学检查 常用对流免疫电泳法、乳胶凝集试验、反向间接血凝试验、ELISA法等进行脑膜炎球菌抗原检测，主要用于早期诊断，阳性率可达90%以上。

5.其他 如脑膜炎奈瑟菌核酸DNA特异性片段检测等。

【诊断】

诊断流脑需根据流行病学资料、临床症状和体征以及实验室检查结果进行综合分析，确诊需依靠细菌学或流脑特异性血清免疫学检查。

1.疑似病例

（1）有流脑流行病学史：冬春季节发病（2～4月份为流行高峰），1周内有流脑患者密切接触史，或当地有本病发生或流行；既往未接种过流脑菌苗。

（2）临床表现、脑脊液检查符合化脓性脑膜炎表现。

2.临床诊断病例

（1）有流脑流行病学史。

（2）临床表现及脑脊液检查符合化脓性脑膜炎表现，伴有皮肤黏膜瘀点、瘀斑。或虽无化脓性脑膜炎表现，但在感染中毒性休克表现的同时伴有迅速增多的皮肤黏膜瘀点、瘀斑。

3.确诊病例

在临床诊断病例的基础上，细菌学或流脑特异性血清免疫学检查阳性。

【鉴别诊断】

从国内发表的流脑误诊报告来看，流脑病例比较容易误诊为上呼吸道感染、其他原因的败血症及各种原因的紫癜性疾病。而其他容易误诊为流脑的病例，主要有其他细菌导致的化脓性脑膜炎、结核性脑膜炎、脑脓肿等。

1.其他细菌引起的化脓性脑膜炎　具有发病急、畏寒、高热、头痛、呕吐、抽搐、意识障碍、脑膜刺激征阳性等，类似流脑。但本病常有原发病灶，如肺炎、中耳炎、乳突炎、败血症、脑外伤、骨髓炎等，或继发于腰椎穿刺、麻醉、手术等有创操作后。发病无明显季节性，散发为主，无皮肤瘀点、瘀斑等。确诊主要依据细菌学检查。

2.结核性脑膜炎　本病可有急性发作者，在流脑流行季节，急性发作者易误诊为流脑；慢性型流脑患者，又易误诊为本病。但本病大多有与结核病患者接触史，肺部或肺外有结核病灶。发病缓慢，病程较长，伴有低热、盗汗、消瘦等症状，皮肤无瘀点和瘀斑；外周血白细胞正常或稍高，淋巴细胞增多；脑脊液澄清或为毛玻璃状，细胞总数增多，以单核细胞为主，蛋白质增高，糖及氯化物下降；脑脊液涂片可检出抗酸染色阳性杆菌。

3.急性脑膜炎　某些急性发热性感染性疾病，如肺炎扁桃体炎、伤寒中毒性菌痢、脑型疟疾等有严重毒血症时，可出现脑膜刺激征，又称感染性中毒性脑病。但本病有明显的原发疾病存在，脑脊液漏压力增高外，一般均正常（细胞总数可稍增，蛋白质可轻度增加）。

【治疗】

（一）普通型

1.病原治疗　一旦高度怀疑流脑应尽早（30min内）、足量应用敏感并能透过血－脑屏障的抗生素。

（1）青霉素：目前，青霉素对脑膜炎球菌仍高度敏感，虽不易透过正常血－脑脊液屏障,但在脑膜有炎症时亦有10%～30%药物透过,故需大剂量才能达到脑脊液的有效浓度,临床上可获良好的疗效。剂量:成年人每日800万～1200万U,儿童每日20万～40万U/kg,分3～4次加入5%葡萄糖液内静脉滴注,疗程5～7日。

(2)头孢菌素类:第三代头孢菌素对脑膜炎球菌抗菌活性强,易透过血-脑脊液屏障,在脑脊液中浓度高。头孢噻肟剂量:成年人每日2～4g,儿童每日50～150mg/kg,分2～4次肌内注射或静脉滴注。头孢曲松剂量:成年人每日每次0.5～2g,病情严重者每12h给药1～2g,儿童每日50～100mg/kg,分2次肌内注射或静脉滴注。疗程3～5日。

(3)氯霉素:对脑膜炎球菌亦很敏感,且较易透过血-脑脊液屏障,脑脊液浓度为血浓度的30%～50%。剂量:成年人每日2～4g,儿童每日50mg/kg,根据病情可口服、肌内注射或静脉滴注,疗程3～7日。应注意其对骨髓抑制的不良反应,一般不作为首选。

(4)磺胺类药:由于近年来耐药菌株的增加,现已少用,仅用于该地区对磺胺类药物敏感的流行菌株的患者,现多选用复方磺胺甲噁唑。

2.一般对症治疗 早期诊断,就地住院隔离治疗,密切监护,加强护理,预防并发症。同时加强营养支持治疗及维持水、电解质平衡。高热时可用物理降温和药物降温;颅内压增高时予20%甘露醇1～2g/kg,快速静脉滴注;根据病情4～6h一次,可重复使用,应用过程中应注意对肾脏的损害。

(二)暴发性流脑的治疗

1.休克型治疗

(1)尽早应用抗生素:可联合应用抗生素,首剂可加倍。

(2)迅速纠正休克:①扩充血容量及纠正酸中毒治疗:最初1h内成年人1000mL,儿童10～20mL/kg,快速静脉滴注。输注液体为5%碳酸氢钠液5mL/kg和低分子葡萄糖酐液。此后酌情使用晶体液和胶体液,24h输入液量为2000～3000mL,儿童为50～80mL/kg,其中含钠液体应占1/2左右,补液量应视具体情况。原则为"先盐后糖、先快后慢"。根据监测血pH或CO_2结合力,用5%碳酸氢钠液纠正酸中毒。②血管活性药物应用:在扩充血容量和纠正酸中毒基础上,正确使用血管活性药物以纠正异常的血流动力学改变和改善微循环,常用的药物为山莨菪碱、多巴胺、间羟胺等。

(3)弥漫性血管内凝血的治疗:高度怀疑有弥漫性血管内凝血时宜尽早应用肝素,

剂量为0.5～1mg/kg，加入10％葡萄糖液100mL静脉滴注，以后可4～6h重复一次。应用肝素时，用凝血时间监测，调整剂量，要求凝血时间维持在正常值的2.5～3倍为宜，如在2倍以下，可缩短间隔时间，增加剂量，如超过3倍，可延长间隔时间或减少剂量。高凝状态纠正后，应输入新鲜血液、血浆及应用维生素K，补充被消耗的凝血因子。

（4）肾上腺皮质激素的使用：适应证为毒血症症状明显的患者，有利于纠正感染中毒性休克。

地塞米松剂量：成年人每日10～20mg，儿童0.2～0.5mg/kg，或氢化可的松200～500mg/d，儿童剂量为8～10mg/kg。静脉注射，一般不超过3日。

（5）治疗流脑原发病同时注意保护肺脏、肝脏、肾脏等重要器官。

2.脑膜脑炎型的治疗

（1）抗生素的应用。

（2）防治脑水肿、脑疝：及早发现脑水肿，积极脱水治疗，预防发生脑疝。可用甘露醇治疗，用法同前。此外，还可使用白蛋白、利尿剂、激素等药物治疗。

（3）防治呼吸衰竭：在积极治疗脑水肿的同时，保持呼吸道通畅，必要时气管插管，使用呼吸机治疗。

3.混合型的治疗　此型患者病情复杂严重，治疗中应积极治疗休克，又要顾及脑水肿的治疗。因此应在积极抗感染治疗的同时，针对具体病情，有所侧重，两者兼顾。

第三节　伤寒和副伤寒

【概述】

伤寒和副伤寒是由伤寒沙门菌、副伤寒沙门菌引起的急性细菌性传染病（乙类传染病）。临床特征为持续发热、表情淡漠、相对缓脉、腹痛、玫瑰疹、肝脾大及白细胞计数降低、嗜酸性粒细胞减少或消失等，有时可出现肠出血、肠穿孔等严重并发症。

【病原学与流行病学】

伤寒沙门菌、副伤寒沙门菌为革兰氏阴性杆菌，具有脂多糖胞壁抗原（O抗原）

和鞭毛抗原（H抗原），还有多糖毒力（Vi）抗原。伤寒沙门菌裂解所释放的内毒素在发病机制中起重要的作用，伤寒沙门菌对干燥、寒冷的抵抗力较强，在干燥污物、水和食物中可存活2～3周。伤寒可发生于任何季节，但以夏秋季多见，儿童与青年多见；传染源为伤寒、副伤寒患者及带菌者；传播途径为粪—口途径经消化道接触传播，食物被污染是传播的主要途径，食物、水源被污染可引起暴发；人群普遍易感。

【临床特征与诊断】

伤寒的诊断主要依据流行病学资料、临床表现和实验室检查。流行病学资料如当地伤寒疫情，伤寒疫苗接种史与伤寒病史，近期伤寒患者接触史，夏秋季节发病等。伤寒的潜伏期一般为7～14日；临床表现为持续1周以上的发热，伴有全身中毒症状、表情淡漠；食欲缺乏、腹胀、腹痛、腹泻或便秘等胃肠症状；相对缓脉、玫瑰疹、肝脾大等体征；如发生肠出血、肠穿孔、中毒性心肌炎、溶血尿毒综合征等对诊断更有帮助。实验室资料见外周血白细胞减少，淋巴细胞相对增多，嗜酸性细胞减少或消失。

【治疗】

（一）抗菌治疗是关键性治疗

1.首选药物

（1）氟喹诺酮类药：左氧氟沙星500mg，每日1次，或200mg，每日2～3次，口服或静脉滴注；环丙沙星，1次500mg，每日2次，口服或静脉滴注。

（2）头孢菌素类：如头孢曲松钠，尤其适用于18岁以下患者与妊娠妇女、哺乳期妇女；成年人，1次1～2g，每12h1次，静脉滴注；儿童，每日100mg/kg，分2次；或用头孢噻肟，成年人，1次1～2g，每8h1次，静脉滴注；儿童，每日150mg/kg，分3次。抗菌疗程14日。

2.次选药物

（1）氨苄西林，成年人，每日4～6g；儿童，每日100～150mg/kg，分3～4次口服或静脉滴注。

（2）阿莫西林，成年人，每日2～4g，分3～4次口服。抗菌疗程14日。

3.带菌者治疗　左氧氟沙星500mg，每日1次，或200mg每日2次，口服；环丙沙星，1次500mg，每日2次，口服；疗程均为4～6周。氨苄西林，成年人，每日4～6g；儿童，每日150mg/kg，分3～4次口服或静脉滴注；阿莫西林，成年人，每日2～4g，分3～4次口服；疗程均为4～6周。

需要注意的是，氟喹诺酮类药物因其影响骨骼及关节发育，孕妇、哺乳期妇女及18岁以下禁用。

（二）一般治疗

不能忽视，包括消毒隔离，按照肠道传染病常规隔离消毒，隔离期为临床症状消失后每5～7日，送粪便做伤寒沙门菌培养，连续2次阴性方可解除隔离。发热患者应卧床休息。应注意口腔护理，卧床时注意更换体位预防肺部感染和压疮。饮食以流食、少渣、易消化为宜。

（三）并发症治疗

1.肠出血　酌量输血；禁用泻剂及灌肠；内科治疗无效应考虑手术治疗。

2.肠穿孔　除局限者外，应及早手术治疗，同时控制腹膜炎。

3.中毒性心肌炎　绝对卧床休息，保护心肌，必要时使用肾上腺糖皮质激素，如发生心力衰竭，按心力衰竭处理。

4.溶血尿毒综合征　有效抗菌，肾上腺糖皮质激素如地塞米松、泼尼松龙等，输血及碱化尿液，小剂量肝素，必要时血液透析治疗。

第四节　百 日 咳

【概述】

百日咳是由百日咳杆菌（B.pertussis）所致的急性呼吸道传染病，多见于婴幼儿、儿童。临床上以阵发性痉挛性咳嗽以及咳嗽终止时伴有鸡鸣样吸气吼声为特征。本病病程较长，未经治疗，咳嗽可持续达2～3个月，故名"百日咳"。

据世界卫生组织（WHO）估计，全球通过扩大免疫规划，实施百白破（pertussis diphtheria tet-anus，PDT）疫苗接种已减少了85611000例病例与726000例死亡，但是目前全世界每年仍有40000000例百日咳患者，致死355000例，且90%的病例来自不发达国家和发展中国家。特别是近年来百日咳发病率有所上升，并且成年人和青少年发病率明显增高。这说明对百日咳的预防仍然是全球公共卫生方面的一个重大课题。目前，预防百日咳最有效和最经济的方法还是接种百日咳疫苗。

【发病机制与病理解剖】

机体通过呼吸道吸入含有百日咳杆菌的空气飞沫而传播疾病，一般可分为黏附阶段、局部阶段和全身性阶段。百日咳杆菌自呼吸道侵入，以菌毛血凝抗原附着于呼吸道上皮细胞纤毛上并在局部繁殖，产生各种毒素和毒性物质，引起上皮细胞变性坏死，局部炎症，呼吸道中黏液排出障碍，堆积潴留，堆积物不断刺激神经末梢导致痉挛性咳嗽，咳毕因出现深长吸气，急速的气流通过痉挛、狭窄的声门，发出高声调的吼声，即鸡鸣声，直至分泌物排出，剧咳方止。长期咳嗽，在咳嗽中枢形成兴奋灶，以致在恢复期或病愈后短期内，受到一些非特异性刺激（如哭泣）和其他感染可诱发百日咳样咳嗽。

目前，研究认为69 kD的黏附素和丝状血凝素在百日咳杆菌黏附于易感者呼吸道上皮细胞时起重要的作用，而外毒素在引起细胞病变中起重要的作用。

病理变化主要在支气管和细支气管，鼻咽、喉和气管亦可有病变，可见呼吸道上皮细胞坏死、脱落。支气管甚至肺泡周围间质有中性粒细胞和单核细胞浸润。分泌物阻塞气管可出现肺不张、支气管扩张等。并发脑炎者脑组织可有充血、水肿、弥漫性出血及神经细胞变性。

【临床表现】

潜伏期2～21日，一般为7～10日。典型临床经过分为三期。

（一）卡他期（前驱期）

自起病至阵发性痉咳出现，7～10日。初起类似一般上呼吸道感染症状，包括低热、咳嗽、流涕，喷嚏、流泪和乏力等。3～4日后热退及其他症状好转而咳嗽加重，以夜间为甚。此期传染性最强，及时治疗，能有效地控制病情发展，此期治疗效果也最好。但由于此期缺乏特征性症状，易漏诊。

（二）痉咳期

此期不发热，咳嗽由单声咳变为阵咳，连续十余声至数十声短促的咳嗽，继而一次深长的吸气，因吸气时声带仍处于紧张状态，空气通过狭窄的声带时发出鸡鸣样吸气声，以后又是一连串阵咳，如此反复，直至咳出黏稠痰液或吐出胃内容物为止。每次阵咳发作可持续数分钟，日轻夜重。阵咳时患儿往往表情痛苦，面红耳赤，涕泪交流、面唇发绀，大小便失禁。少数患者痉咳频繁可出现眼睑水肿、眼结膜及鼻黏膜出血，舌外伸被下门齿损伤舌系带而形成溃疡。成年人及年长儿童可无典型痉咳。婴儿由于声门狭小，痉咳时可发生呼吸暂停，并可因脑缺氧而抽搐，称为窒息性发作，常在夜间发生，若抢救不及时，可致死亡。此期短则2~6周，长者可达2个月。

（三）恢复期

阵发性痉咳逐渐减少至停止，鸡鸣样吸气吼声消失。此期一般为2~3周。若有并发症可长达数月。

【实验室检查】

（一）血象

白细胞计数及淋巴细胞分类自发病第一周末开始升高，痉挛期增高最为明显，白细胞总数可达（20~40）×10^9/L或更高，淋巴细胞分类一般为60%~90%。

（二）细菌学检查

1.鼻咽拭培养法　培养越早越好，卡他期培养阳性率可达90%，发病第3~4周阳性率仅50%。在阵咳后，用金属拭子从鼻咽后壁取黏液培养，阳性率优于咳碟法。

2.咳碟法　用B-G（Bordet-Gegou）培养基平碟，置患者口部前5~10cm，连咳数声后，孵育3~4日。第一周阳性率可达59%~98%，痉咳期常低于50%，第四周以后仅为2%。

3.血清学检查

（1）补体结合试验、凝集试验等主要用于回顾性诊断。

（2）酶联免疫吸附试验可测定本病特异性IgM抗体，对早期诊断有帮助。

4.荧光抗体检查　用鼻咽分泌物涂片，加荧光标记的抗血清，荧光显微镜下检查。早期患者75%~8%阳性，但有假阳性。

5.分子生物学检查　应用百日咳杆菌克隆的基因片段或百日咳杆菌部分序列，对患者鼻咽吸出物进行分子杂交或PCR检查，特异性和敏感性均很高，可做快速诊断，目前未应用于临床。

【诊断】

根据当地流行病学资料、临床症状和体征以及实验室检查结果的综合分析进行诊断。

1.流行病学　对仅有卡他症状而无特征性临床表现者应注意询问接触史。

2.临床特点　具有痉挛性咳嗽者，诊断多无困难。一般可参考下列依据：①咳嗽逐日加重且夜间显著。②有与百日咳患者接触史或当地有百日咳流行。③咳嗽严重，胸片无阳性体征。④血常规检查白细胞总数和淋巴细胞明显增高。依此四点可以做出临床诊断，明确诊断需靠细菌学或血清学检查。

【鉴别诊断】

本病应注意与腺病毒等引起的小支气管炎、呼吸道合胞病毒和副流感病毒所引起的间质性肺炎、副百日咳杆菌和支气管出血性杆菌所引起的副百日咳、支气管淋巴结核及气管异物等相鉴别。

【治疗】

1.一般和对症治疗　按呼吸道传染病隔离。保持空气清新和适当温度、湿度，注意营养及良好的护理。6月龄以下婴儿可突然发生窒息，应有专人守护，避免刺激、哭泣而诱发痉咳。婴幼儿痉咳时可采取头低位，轻拍背。咳嗽较重者睡前可用氯丙嗪或异丙嗪顿服，有利睡眠，减少阵咳。患儿发生窒息时应及时做人工呼吸、吸痰和给氧。重者可适当加用镇静剂如苯巴比妥或地西泮等。痰稠者可给予祛痰剂或雾化吸入。重症婴儿可给予肾上腺皮质激素以减轻炎症。沙丁胺醇可减轻咳嗽，可以试用。

2.抗生素治疗　卡他期4日内应用抗生素可缩短咳嗽时间或阻断痉咳。4日后或痉咳期应用可缩短排菌期，预防继发感染，但不能缩短病程。首选红霉素30～50mg/（kg·d），分3～4次服用，连用7～10日。也可用罗红霉素，小儿2.5～5mg/（kg·d），分2次服用；成年人每次150mg，每日2次，疗程不少于10日。亦可用复方磺胺咪唑、氨苄西林等药抗菌。

3.肾上腺皮质激素与高价免疫球蛋白治疗　重症婴幼儿可应用泼尼松1～25mg/（kg·d），能减轻症状，疗程3～5日。也可用高效价免疫球蛋白，可减少痉咳次数和缩短痉咳期。

4.并发症治疗　肺不张并发感染给予抗生素治疗。单纯肺不张可采用体位引流，必要时可用纤维支气管镜排除堵塞的分泌物。百日咳脑病发生惊厥时可应用苯巴比妥钠每次5mg/kg肌内注射或地西泮每次0.1～0.3mg/kg静脉注射，出现脑水肿时静脉注射甘露醇，每次1～2g/kg。

（杜玲玲　王相璞　李志燕　于娟娟　李思侠　张文靓　李娟）

第五章　病毒感染性传染病

第一节　流行性感冒

【概述】

流行性感冒（简称流感）是由流行性感冒病毒引起的急性呼吸道传染病。其临床特点为起病急，全身中毒症状明显，如发热、头痛、全身酸痛、软弱无力，而呼吸道症状较轻。主要通过飞沫传播，传染性强，但病程短，常呈自限性。婴儿、老年人及体弱者易并发肺炎及其他并发症，可导致死亡。

【病因与发病机制】

流感病毒属正黏病毒科，为RNA病毒，病毒颗粒呈球形或细长形，直径为80～120nm，有双层类脂包膜，膜上有两种糖蛋白突起，即血凝素（hemagglutinin，HA）和神经氨酸酶（neuraminidase，NA），均具有抗原性。HA促使病毒吸附到细胞上，故其抗体能中和病毒，在免疫学上起主要作用；NA与细胞释放病毒有关，故其抗体不能中和病毒，但能限制病毒释放，缩短感染过程。根据病毒颗粒核蛋白（NP）和基质蛋白（M1）抗原及其基因特性的不同，流感病毒分为甲、乙、丙三型，分别于1933年、1940年和1947年被发现。甲型流感病毒可感染多种动物和人类，为人类流感的主要病原，20世纪发生的四次（1918年、1957年、1968年、1977年）世界大流行，均由甲型引起（病毒株分别是H_1N_1、H_2N_2、H_3N_2、H_1N_1）；而乙、丙型流感相对较少，且仅感染人类。根据其表面抗原（H和N）及其基因特性的不同，甲型流感病毒又分为许多亚型，至今已发现甲型流感病毒的H有15个亚型（H_1～H_{15}），N有9个亚型（N_1～N_9），它们均可以从禽中分离到。然而，至今发现能感染人病毒株的H仅有H_1、H_2、H_3、H_5、H_7和H_9亚型，N有N_1、N_2、N_3、N_7，可能还有N_8亚型。

流感病毒不耐热，对紫外线及常用消毒剂均很敏感。但对于干燥及寒冷有相当耐受力，能在真空干燥下或$-20℃$以下长期保存。传染源主要是患者及隐性感染者，病初2～3日传染性最强，病后1～7日均有传染性。传播途径主要是经空气飞沫传播，通过污染食具或玩具的接触，或直接接触，也可起传播作用。人群对流感病毒普遍易感，与年龄、性别、职业等都无关。病后虽有一定的免疫力，但不同亚型间无交叉免疫力，病毒变异后，人群重新易感而反复发病。

流感病毒侵入上呼吸道，停留在覆盖上皮细胞表面的黏液中，可能受黏液中分泌型IgA和糖蛋白抑制素的作用，阻止病毒附着于宿主细胞，但这些抑制物能被病毒的表面抗原破坏。人的呼吸道上皮细胞表面有流感病毒的受体，病毒与其发生特异性结合进入细胞，进行复制，再释放到黏液中又进入其他细胞，造成柱状上皮细胞变性、坏死与脱落，1～2日内引起上呼吸道广泛炎症。临床上有全身中毒症状如发热、全身酸痛、乏力等。病毒一般不进入血流，病毒血症少见，但其毒素对全身器官有广泛的毒性作用。老年人、婴幼儿，患有慢性心、肺、肾等疾病或接受免疫抑制剂治疗者易发生流感病毒肺炎与继发细菌感染。单纯流感的病变限于上中呼吸道，柱状上皮虽有变性、坏死，但基础细胞正常，仅5日后开始再生未分化的上皮细胞，2周后恢复成新的纤毛柱状上皮细胞。流感病毒肺炎的病变特征是肺脏充血水肿呈暗红色，气管与支气管内有血性分泌物。若继发细菌性肺炎，则可查到大量脓细胞与病原菌。中毒型流感在中枢神经系统可呈脑膜充血及脑组织软化。

【诊断】

（一）流行病学特点

本病为突发性流行性疾病，在同一地区，1～2日内即有大量患者同时出现，邻近地区亦可同时暴发和相继发生。在散发流行时以冬、春季较多，大流行时则无明显季节性。

（二）临床表现特点

本病潜伏期1～3日，短者仅数小时。突然起病，主要以全身中毒症状为主，而呼吸道症状轻微或不明显。依临床表现不同，可分为以下几种类型：最常见。急性发病，患者畏寒、发热，体温可达39～40℃，有明显头痛、乏力、全身酸痛等症状，同时亦可有咽痛、鼻塞、流涕、咳嗽等上呼吸道感染症状。一般全身症状重而呼吸道症状相对较轻，少数患者可有腹泻呈水样便。体检可见眼结膜轻度充血、咽部充血、肺部可有干啰音。病程4～7日，但咳嗽和乏力可持续数周。病程中可并发呼吸道细菌感染，以流感嗜血杆菌、肺炎球菌、金黄色葡萄球菌为常见。

1.典型流感（单纯型流感）　为流感病毒向下呼吸道蔓延引起。主要发生在老年人、婴幼儿及有心、肾、肺等慢性疾病及用免疫抑制剂治疗者。

2.肺炎型流感　病初与典型流感相似，但发病1～2日后病情加重，持续高热、咳嗽，胸痛较剧，肺片块状淡灰色黏痰。体检可发现双肺呼吸音低，满布哮鸣音，但无实质性病变体征。X线检查可见两肺广泛小结节性浸润，近肺门较多，肺周围较少。一般可在1～2周后症状逐渐消失，炎症消散。重症者持续高热，病情日益恶化，并可出现气急、发绀、咯血等，于5～10日内可因心力衰竭或周围循环衰竭而死亡。病程可延长至3～4周，易并发细菌感染，尤其是葡萄球菌感染。

3.中毒型流感　此型极为少见，主要表现严重毒血症，有高热及感染中毒性脑病、休克及弥散性血管内凝血等表现，病死率高。

4.轻型流感　急性起病，轻或中度发热，全身症状及呼吸道症状较轻，一般病程2～3日。

5.婴儿流感　临床症状常不典型，可见高热惊厥。部分患儿表现为喉—气管—支气管炎，严重者出现气道梗阻现象。新生儿流感虽少见，但一旦发生常呈败血症表现，如嗜睡、拒奶、呼吸暂停等，常伴有肺炎，病死率高。

6.其他　少数患者以腹痛、腹泻等胃肠道症状为主要表现，称为胃肠型流感。此外，流感也可导致心肌炎、心包炎、脑膜炎、脑炎、吉兰-巴雷综合征、瑞氏综合征及急性肌炎等。

（三）辅助检查

1.外周血象　白细胞总数不高或偏低，中性粒细胞显著减少，淋巴细胞相对增加，大单核细胞也可增加，此种特殊血象在发病最初数日即出现，常持续10～15日。合并细菌性感染时，白细胞总数及中性粒细胞增加。

2.胸部影像学检查　重症患者胸部X线检查可显示单侧或双侧肺炎，少数可伴有胸腔积液。

3.实验室检查

（1）直接检查呼吸道上皮细胞的流感病毒抗原阳性。

（2）病毒分离：从患者呼吸道标本（如鼻咽分泌物、口腔含漱液、气管吸出物）或肺标本中分离出流感病毒。

（3）标本经敏感细胞增殖1代后查抗原阳性。

（4）血清学检查：急性期（发病后7日内采集）和恢复期（间隔2～3周采集）双份血清进行抗体测定，后者抗体滴度与前者相比有4倍或以上升高。

（四）诊断注意事项

在流行季节，一个单位或地区出现大量上呼吸道感染患者或医院门诊、急诊上呼吸道感染患者明显增加，应考虑流感。流行病学资料是诊断流感的主要依据之一，结合流感典型临床表现不难诊断，但在流行初期，散发或轻型的病例诊断比较困难。确诊往往需要实验室检查。

流感流行季节，下述情况应考虑罹患流感的可能：①发热伴咳嗽和（或）咽痛等急性呼吸系统症状。②发热伴原有慢性肺部疾病急性加重。③成年患者住院前无发热和急性呼吸系统症状，住院期间出现发热性呼吸系统疾病。④婴幼儿和儿童发热，未伴有其他症状和体征。⑤儿童患者住院前无发热和急性呼吸系统症状，住院期间出现发热伴或不伴有呼吸系统疾病。⑥老年人（≥65岁）新发生呼吸系统症状，或原有呼吸系统症状加重，伴或不伴发热。⑦重症患者出现发热或低体温。

重症流感的危险因素：①婴幼儿，尤其是2岁以下的儿童。②老年人（≥65岁）。③孕妇，以及分娩2周内的产妇。④具有慢性肺部疾病患者，如支气管哮喘、慢性阻塞性肺疾病。⑤具有慢性心脏疾病患者，如充血性心力衰竭。⑥具有慢性代谢性疾病患者，如糖尿病。⑦具有慢性肾脏疾病、慢性肝脏疾病、某些神经系统疾病（包括神经肌肉疾病、癫痫、认知障碍等，但不包括自闭症）。⑧有血红蛋白病，如镰状细胞性贫血。⑨免疫功能受损者，如长期使用免疫抑制剂、HIV感染、恶性肿瘤。⑩服用阿司匹林的儿童。

除流感病毒外，多种病毒、细菌等病原体，亦可引起类似症状，如呼吸道合胞病毒、鼻病毒、腺病毒、副流感病毒、冠状病毒，以及肺炎支原体、衣原体和嗜肺军团菌感染等。临床均表现为不同程度的畏寒、发热、乏力、头痛、肌痛、咳嗽、咳痰、胸闷和气促，称为流感样疾病。确诊需依据实验室检查，如病原体分离、血清学检查和核酸检测。

【治疗】

（一）流感治疗的基本原则

1.隔离患者　流行期间对公共场所加强通风和空气消毒。

2.及早应用抗流感病毒药物治疗　抗流感病毒药物治疗只有早期（起病1～2日）

使用，才能取得最佳疗效。

3.加强支持治疗和预防并发症　休息、多饮水、注意营养，饮食要易于消化，特别对于儿童和老年患者更应重视。密切观察和监测并发症，仅在明确或有充分的证据提示继发细菌感染时才考虑应用抗生素。

4.合理应用对症治疗药物　早期应用抗流感病毒药物大多能有效改善症状。病程已晚或无条件应用抗病毒药物时，可对症治疗，应用解热药、缓解鼻黏膜充血药物、止咳祛痰药物等。

儿童忌用阿司匹林或含阿司匹林药物以及其他水杨酸制剂，因为此类药物与瑞氏综合征相关，偶可致死。

（二）抗流感病毒药物治疗

1.抗流感病毒药物的治疗原则　流感病毒感染高危人群（危险因素）容易引发重症流感，早期抗病毒治疗可减轻流感症状，缩短流感病程，降低重症流感的病死率。

高度怀疑或确诊流感的重症患者应尽早积极抗流感病毒治疗，不应等待病毒检测结果。发病48h内进行抗病毒治疗可有效降低住院患者的病死率、缩短住院时间，发病时间超过48h的重症患者依然能从抗病毒治疗中获益。

高度怀疑或确诊流感的轻症患者，合并重症流感的高危因素，发病时间不足48h，应在发病48h内给予抗流感病毒治疗，不必等待病毒检测结果；如果发病时间超过48h，症状无改善或呈恶化倾向时也应进行抗流感病毒治疗。未合并重症流感危险因素的患者，发病时间不足48h，为缩短病程、减少并发症也可以抗病毒治疗，发病时间超过48h，症状无改善或持续恶化，也应考虑抗病毒治疗。

针对我国目前流行的流感病毒类型，抗流感病毒治疗推荐使用神经氨酸酶抑制剂（neura-minidase inhibitor，NAI）。我国上市的三种NAI（帕拉米韦、磷酸奥司他韦和扎那米韦）的临床疗效相似，给药途径不同，对于重症流感，由于磷酸奥司他韦药代动力学的研究资料较少，扎那米韦的疗效不确定，建议使用帕拉米韦。免疫功能受损者，病毒清除缓慢，且容易产生耐药，可延长抗病毒治疗的疗程，对磷酸奥司他韦和帕拉米韦耐药的流感病毒可换用扎那米韦治疗。

2.常用的抗流感病毒药物　抗流感病毒化学治疗药物现有神经氨酸酶抑制剂（neuraminidase inhibitor，NAI）和离子通道M阻滞剂两类，推荐使用前者。NAI通过抑制病毒包膜上的神经氨酸酶，阻断病毒颗粒从感染的宿主细胞表面脱落，从而阻止病毒在宿主细胞间的扩散。目前，国内上市的NAI有三种：帕拉米韦、磷酸奥司他韦和扎那米韦。拉尼米韦于2010年在日本上市，目前在我国尚未获批用于流感的治疗。NAI用于治疗甲型和乙型流感，对目前流行的甲型H_1N_1（2009）、甲型H_3N_2和乙型流感有很高的敏感性，对禽流感甲型H_5N_1和甲型H_7N_9也有抑制作用，是目前抗流感病毒的主要药物。国内外研究均证明，NAI能有效地治疗和预防甲、乙型流感，在普通人群和患有慢性心、肺基础疾病的高危人群，于流感发病48h内早期使用均可以明显缩短症状持续时间和减轻症状严重程度，降低并发症发病率，并显示明显减少家庭接触者流感二代发病率。推荐用量为成年人口服75mg，每日2次，连服5日，应在症状出现2日内开始用药。肾功能不全的患者肌酐清除率＜30mL/min时，应减量至75mg，每日1次。儿童按体重给药：体重≤15kg者用30mg；16～23kg者用45mg；24～40kg者用60mg；＞40kg者用75mg。6岁以下儿童不推荐使用。本品不良反应少，一般为恶心、呕吐等消化道症状，也有腹痛、头痛、头晕、失眠、咳嗽、乏力等不良反应的报道。

（1）帕拉米韦：成年人300mg/d，儿童10mg/kg，均为单次静脉滴注。推荐疗程为1日，症状严重者，可根据病情，每日1次，1～5日连续给药。有严重并发症的患者，成年人可用600mg/d。帕拉米韦单剂治疗的疗效与奥司他韦5日治疗疗效相当，且300mg/d治疗的不良反应显著少于奥司他韦。

（2）扎那米韦：成年人及儿童（＞7岁）10mg吸入，每日2次，连用5日。磷酸奥司他韦和扎那米韦的推荐疗程均为5日，对重症流感，疗程可延长至10日以上。帕拉米韦和磷酸奥司他韦的临床疗效相当，由于是静脉给药，因而更适合用于重症流感患者及幼儿的抗病毒治疗。包括金刚烷胺和金刚乙胺。代表药物是金刚烷胺。可阻断病毒吸附于宿主细胞抑制病毒复制，早期（发病24～48h内）应用可减轻发热和全身症状，减少病毒排出，防止病毒扩散，缩短病程。但只对甲型流感病毒有效。金刚烷胺推荐用量为成年人200mg/d，老年人100mg/d，小儿4～5mg/（kg·d）（最高150mg/d），分2次口服，疗程3～4日。本品易产生耐药性，不良反应主要有头晕、失眠、共济失调等神经精神症状。

第二节　脊髓灰质炎

【概述】

脊髓灰质炎是由脊髓灰质炎病毒引起的急性传染病。感染后大多无症状，有症状者临床主要表现为发热、上呼吸道症状、肢体疼痛、头痛等，随之出现肢体瘫痪，部分患者可发生弛缓性神经麻痹并留下瘫痪后遗症，儿童好发，普遍接种疫苗前尤以婴幼儿多见，俗称"小儿麻痹症"。

【发病机制与病理解剖】

1.发病机制　脊髓灰质炎发病机制分为两个阶段：第一阶段，病毒经口咽或消化道进入体内，先在鼻咽部及胃肠道内复制，然后逐渐侵犯相关淋巴组织，大多数人感染后，机体可产生相应保护性抗体，病毒不进入血流，不出现症状或仅有轻微不适，表现为隐性感染。若机体抵抗力较低，病毒可入血先引起较轻的病毒血症（即第一次病毒血症），若病毒未侵犯神经系统，机体免疫系统又能清除病毒，患者可不出现神经系统症状，为顿挫型；少部分患者因病毒毒力强或血中抗体不足，病毒随血流扩散至全身淋巴组织或其他组织中进一步增殖，大量复制并再度入血形成较为严重的病毒血症（即第二次病毒血症）。典型病例可进入发病机制的第二阶段，病毒通过血-脑屏障，侵入中枢神经系统，在脊髓前角运动神经细胞中增殖，引起细胞坏死，若运动神经元受损严重，则导致肌肉瘫痪，引起瘫痪期症状。引起瘫痪的高危因素包括过度疲劳、剧烈运动、肌内注射、扁桃体摘除术和遗传因素等。在瘫痪刚发生的几日内病毒在脊髓的复制量可达最大，但1周后病毒即无法检出，而遗留的局部炎性反应则可持续存在达数月。除神经系统病变外，肠壁及其他淋巴组织亦可发生退行性或增生性病变，偶见局灶性心肌炎、间质性肺炎及肝、肾等其他脏器病变。

脊髓灰质炎病毒选择性侵犯某些神经细胞，主要病理变化在中枢神经系统，病变主要在脊髓前角、延髓、脑桥和中脑，以脊髓损害为主，大部分脑干及脑神经核都受损，以网状结构、前庭核及小脑盖核的病变多见，大脑皮质很少出现病变。偶见交感神经节及周围神经节病变。脊髓病变以前角运动神经元最显著。通常脊髓颈段及腰段的前角灰白质细胞损害较多，故临床上常见四肢瘫痪。

2.病理解剖　早期镜检可见神经细胞内染色体溶解，尼氏体消失，出现嗜酸性包涵体，伴周围组织充血、水肿和血管周围单核细胞浸润。严重者细胞核浓缩，细胞坏死，最后为吞噬细胞所清除。瘫痪主要由神经细胞不可逆性严重病变所致。临床上是否瘫痪、瘫痪轻重及其恢复程度主要由神经细胞病变的程度和部位决定，并非所有受累神经元都坏死，且损伤是可逆性的。起病3～4周后，水肿、炎症消退，神经细胞功能可逐渐恢复。

【临床表现】

潜伏期为5～35日，一般9～12日，临床上可表现多种类型：无症状型（隐性感染）、顿挫型、无瘫痪型及瘫痪型。

（一）无症状型（隐性感染）

该型多见，占全部感染者90%～95%。感染后无症状出现，但在咽部和粪便中可分离出病毒，相隔2～4周的双份血清中可检出特异性中和抗体的4倍增长。

（二）顿挫型

该型占4%～8%，表现为上呼吸道症状：发热、咽部不适、咽部淋巴组织充血、水肿；胃肠道功能紊乱：恶心、呕吐、腹泻、腹部不适等以及流感样症状。上述症状持续1～3日后可逐渐恢复。一般无中枢神经系统受累的症状和体征。该型临床表现缺乏特异性，经病毒分离及血清中的特异性抗体变化方可诊断。

（三）无瘫痪型

无瘫痪型与顿挫型相比，主要区别为脑膜刺激征的出现，脑膜刺激征阳性，脑脊液呈病毒性脑膜炎性改变。患者可表现为头痛、背痛、呕吐和颈背部强直，凯尔尼格征、布鲁津斯基征阳性，患者通常在3～5日内热退，但脑膜刺激征可持续2周，在整个病程中无神经和肌肉功能的改变。本型临床表现与其他肠道病毒引起的脑膜炎难以鉴别，需经病毒学和血清学检查才能确诊。此外，全身症状也较顿挫型为重。

（四）瘫痪型

该型仅占1%～2%，其特征主要在无瘫痪型临床表现的基础上，再加上累及脊髓前角灰质、脑或脑神经的病变。主要可分为以下各期：

1.前驱期 本期症状与顿挫型相似，在儿童中以上呼吸道炎为主，在成年人则以全身肌肉、骨骼酸痛及皮肤感觉过敏为主。主要表现为发热、乏力、多汗，可伴咽痛、咳嗽等呼吸道症状或食欲下降、恶心、呕吐、腹痛等不适。大多数病例包括成年病例皆缺乏前驱期而进入瘫痪前期。

2.瘫痪前期 可由前驱期直接进入，或在症状消失后1～6日出现体温再次上升，头痛、恶心、呕吐，烦躁或嗜睡，感觉过敏、肢体强直灼痛。本期特征为发热、头痛、呕吐和肌肉疼痛、痉挛。发热贯穿在整个阶段。体检除了发现有"三脚架征"，即患儿坐起时因颈背强直不能屈曲，坐起时需双手后撑床上而呈"三脚架"样外，还可有Hoyne征和Lasegue征（膝关节伸直时，屈曲髋关节引起的疼痛）阳性。50%患者有颈抵抗或凯尔尼格征、布鲁津斯基征阳性并出现脑脊液改变，表明病毒已进入中枢神经系统，并引起脑膜炎。可伴交感神经功能紊乱而出现面色潮红、多汗、括约肌功能障碍等表现。后期可有腱反射减弱或消失。本期通常持续3～4日，偶可短至36h或长至14日。

3.瘫痪期　通常于起病后3～10日出现肢体瘫痪，多于体温开始下降时出现，瘫痪前可有肌力减弱，伴腱反射减弱或消失，并逐渐加重。无感觉障碍，瘫痪早期可伴发热和肌痛，多数患者体温下降后瘫痪就不再发展。按累及病变的部位可分以下四型：

（1）脊髓型：最常见。表现为弛缓性瘫痪，不对称，腱反射消失，肌张力减退，因病变多在颈、腰部脊髓，故四肢瘫痪，尤以下肢瘫居多。近端肌群较远端肌群受累重，出现早。躯干肌群瘫痪时头不能直立，颈背无力，不能坐起和翻身。颈胸部脊髓病变严重时可累及呼吸肌而影响呼吸运动，表现为呼吸浅速、咳嗽无力等。在瘫痪发生后开始2周，局部常有疼痛感，进入恢复期疼痛逐渐消失。

（2）延髓型：即延髓性麻痹型，由延髓和脑桥受损所致。在瘫痪型中占5%～35%，约85%患者在起病前1个月内有扁桃体摘除史。单纯延髓型的发生率在瘫痪型中低于10%，而且多见于儿童，在成年人则延髓型常伴有脊髓症状。由于在脑干所处的受损部位不同，可产生不同的症状，如呼吸中枢受损时出现呼吸不规则，呼吸暂停，严重时出现呼吸衰竭。血管运动中枢受损时可有血压和脉率变化，乃至循环衰竭。脑神经受损时则出现相应的症状和体征，面神经及第X对脑神经损伤多见。

（3）脑型：少见。可单纯表现为脑炎，也可与延髓型或脊髓型同时存在。弥漫性的脑炎可表现为意识障碍、高热、谵妄、惊厥、昏迷、强直性瘫痪等。局灶性脑炎表现为大脑定位症状。

（4）混合型：以上几型同时存在为混合型。兼有脊髓瘫痪型和延髓瘫痪的临床表现，可出现肢体瘫痪、脑神经损害、呼吸中枢损害、血管运动中枢损害的各种表现的组合。

4.恢复期 急性期过后1～2周瘫痪肢体逐渐恢复，肌力也逐步恢复。通常瘫痪型从远端肌群开始恢复，持续数周至数月，轻型病例1～3个月内可基本恢复，重者需6～18个月或更长时间。

5.后遗症期 瘫痪1～2年后仍不恢复为后遗症。若不积极治疗，则长期瘫痪的肢体可发生肌肉萎缩，肢体畸形。部分瘫痪型病例在感染后25～35年，发生进行性神经肌肉软弱、肌肉萎缩、疼痛，受累肢体瘫痪加重，称为脊髓灰质炎后综合征。

【**并发症**】

脊髓灰质炎最主要的并发症为呼吸系统并发症，多见于延髓性呼吸麻痹患者，可继发肺炎、肺不张、急性肺水肿等。部分患者尸检可发现心肌病变，多由病毒直接引起，但仅根据临床表现较难确诊。消化系统并发症为消化道出血、肠麻痹、急性胃扩张等。其他并发症还包括尿潴留所致的尿路感染。长期卧床导致的压疮及氮、钙负平衡，表现为骨质疏松、尿路结石和肾衰竭等。病毒亦可侵犯心肌，导致心电图T波、S–T段和P–R间期改变，见于10%～20%的患者。

【**实验室检查**】

1.血常规 白细胞多正常，早期及继发感染时可增高，以中性粒细胞为主。急性期1/3～1/2患者血沉增快。

2.脑脊液 顿挫型脑脊液通常正常，无瘫痪型或瘫痪型患者脑脊液改变类似于其他病毒所致的脑膜炎。前驱期脑脊液一般正常，至瘫痪前期颅压可略高，细胞数常增加，早期中性粒细胞为主，后以淋巴细胞为主，蛋白质在早期可以正常，以后逐渐增多，氯化物正常，糖正常或轻度增高。热退后细胞数迅速降至正常，蛋白可略高，呈蛋白–细胞分离现象。少数患者脑脊液可始终正常。

3.病毒分离 起病1周内鼻咽部分泌物及粪便中可分离出病毒，也可从血液或脑脊液中分离病毒，多次送检可增加阳性率，诊断价值也更大。在发达国家或本病发病率很低的地区，应注意分离疫苗相关病毒，但野毒株和疫苗相关病毒的鉴别需要在较高水平实验室中才能进行。

4.免疫学检查 可用中和试验、补体结合试验及酶联免疫吸附试验（ELISA）等方法检测特异抗体，其中以中和试验较常用，阳性率及特异性均较高。尽可能采集双份血清，第一份血清在起病后尽早采集，相隔2～3周再采集第二份血清。血清或脑脊液抗脊髓灰质炎病毒IgM抗体阳性或IgG抗体效价升高4倍以上者具有诊断价值。

5.分子诊断　近年来，临床采用病毒cDNA做核酸杂交及用RT-PCR检测病毒RNA，均具有快速诊断的作用。

【诊断】

根据当地流行病学资料，未服用疫苗者接触患者后出现多汗、烦躁、感觉过敏、颈背疼痛、强直，腱反射消失等现象，应疑似本病。弛缓性瘫痪的出现有助于诊断。流行病学资料对诊断起重要的作用，病毒分离和血清特异性抗体检测可确诊。

【鉴别诊断】

前驱期需和上呼吸道感染、流行性感冒、胃肠炎等鉴别。瘫痪前期患者可与各种病毒性脑炎、化脓性脑膜炎、结核性脑膜炎及流行性乙型脑炎相鉴别。瘫痪患者还应和感染性多发性神经根炎（吉兰–巴雷综合征）、急性脊髓炎、家族性周期性瘫痪、假性瘫痪，以及其他肠道病毒感染和骨关节病变引起的病变相鉴别。

【治疗】

本病无法治愈，目前也尚无特效抗病毒治疗方法。治疗原则主要是对症治疗、缓解症状、预防和处理并发症及康复治疗。

（一）前驱期及瘫痪前期

1.一般治疗　卧床至热退后1周，避免各种引起瘫痪发生的因素，如剧烈活动、肌内注射、手术等。保证补液量及热量的供给。

2.对症治疗　必要时可使用退热药物、镇静剂缓解全身肌肉痉挛和疼痛；适量的被动运动可减少肌肉萎缩、畸形发生。对高热、病情进展迅速者，可采用丙种球蛋白肌内注射，以中和血液内可能存在的病毒。肾上腺皮质激素如泼尼松、地塞米松等有退热、减轻炎症和水肿等作用，可用于严重病例，疗程3～5日。

（二）瘫痪期

1.保持功能体位　患者应躺在有床垫的硬板床上，瘫痪肢体应保持在功能位置上，以避免产生垂腕垂足等现象。卧床时保持身体呈一直线，膝部略弯曲，髋部及脊柱用板或重物使之挺直，踝关节呈90°。疼痛消失后应积极做主动和被动锻炼，以防止骨骼肌肉萎缩、畸形。

2.营养补充　予以充足的营养及充足的水分，维持电解质平衡。

3.药物促进功能恢复　使用神经细胞的营养药物如维生素B_{12}及促神经传导药物

地巴唑；增进肌肉张力药物，如加兰他敏等，一般在急性期后使用。

4.延髓性瘫痪

（1）保持气道通畅：采用头低位，避免误吸，最初几日可使用静脉途径补充营养。若气管内分泌物较多，应及时吸出，防止气道梗阻。

（2）监测血气、电解质、血压等，发现问题及时处理。

（3）声带麻痹、呼吸肌瘫痪者，需行气管切开术，必要时使用呼吸机辅助通气。

（三）恢复期及后遗症期

体温恢复正常，肌肉疼痛消失和瘫痪停止发展后应进行积极康复治疗。若畸形较严重，可行外科矫形治疗。此外，还可通过中医按摩、针灸、推拿、康复锻炼及其他理疗措施促进瘫痪肌肉的功能恢复。

第三节　巨细胞病毒感染

【概述】

巨细胞病毒感染由人巨细胞病毒（HCMV）引起，多在儿童时期发生。绝大多数感染者无症状，但在先天感染和免疫抑制个体可引起严重疾病。婴幼儿期感染常累及肝脏。

【病因及流行病学特征】

HCMV属疱疹病毒β亚科，为DNA病毒，表达即刻早期抗原（IEA）、早期抗原（EA）和晚期抗原（LA，病毒结构蛋白），暂定一个血清型。HCMV具严格种属特异性和潜伏–活化特性。初次感染称为原发感染；在免疫功能低下时潜伏病毒活化或再次感染外源性病毒则称为再发感染。我国一般人群HCMV抗体阳性率为86%～96%，孕妇95%左右；儿童至周岁时已达80%左右。感染者是唯一传染源，HCMV存在于鼻咽分泌物、尿、宫颈及阴道分泌物、乳汁、精液、眼泪和血中。原发感染者可持续排病毒数年；再发感染者可间歇排病毒。传播途径主要有两种：①母婴传播：先天感染（经胎盘传播）和围生期感染（产时或母乳）。②水平传播：主要通过密切接触和输血等医源性传播。

【诊断】

（一）病史

常无明确接触史。先天感染患儿可有早产、小于胎龄或足月小婴儿病史。输血后综合征患儿在病前1～6周（平均3～4周）有血制品输注史。

（二）临床表现

1.先天感染　生后2周内实验室证实有HCMV感染可诊断之。5%～10%有典型多系统器官受损表现，旧称巨细胞病毒病（cytomagalic inclusion disease，CID）。黄疸（直接胆红素升高为主）和肝脾大最常见；可有血小板减少所致瘀斑、头小畸形、脑室扩大伴周边钙化、视网膜脉络膜炎、神经肌感染性疾病临床头颈GANA性功能障碍如肌张力低下和瘫痪以及感音神经性耳聋；外周血异型淋巴细胞增多，脑脊液蛋白增高和血清肝酶增高，Coombs阴性的溶血性贫血；可有腹股沟疝、腭裂、胆道闭锁、心血管畸形和多囊肾等畸形。另有5%为非典型者，可以上述一种或多种组合表现，单独存在头小畸形、肝脾大、血小板减少或耳聋相对常见。非神经损害多可恢复，但神经性损害常不可逆，可有智力障碍、感音神经性耳聋（显性感染发生率25%～50%，不显性感染10%～15%，可呈晚发性或进行性加重）、神经缺陷和眼部异常等后遗症。部分患儿可出现语言发育障碍和学习困难。

2.婴儿围生期及生后感染　生后3～12周开始排毒者为围生期感染。出生12周后开始排病毒为生后感染。显性表现包括：①HCMV肝炎：呈黄疸型或无黄疸型，轻中度肝大，常伴脾大，黄疸型常有不同程度淤胆，血清转氨酶轻中度升高。②HCMV肺炎：多无发热，可有咳嗽、气促，偶闻肺部啰音。影像学检查多见弥漫性肺间质病变，可有支气管周围浸润伴肺气肿和结节性浸润。③输血后综合征：临床表现多样，可有发热、黄疸、肝脾大、溶血性贫血、血小板减少、淋巴细胞和异形淋巴细胞增多。常见皮肤灰白色休克样表现。亦可有肺炎，甚至呼吸衰竭。在早产儿，特别是极低体重儿病死率可达20%以上。早产儿和高危足月儿，特别是生后2个月内开始排病毒的早产儿发生后遗症的危险性增加。生后感染者不发生后遗缺陷。

3.免疫正常儿童感染　显性感染在4岁以下可致支气管炎或肺炎。在7岁以下可表现为无黄疸型肝炎。在青少年则可表现为单核细胞增多症样综合征：不规则发热、不适和肌痛等，全身淋巴结肿大较少见，渗出性咽炎极少，多在发热1～2周后出现血象改变（白细胞总数达$10 \times 10^9/L$～$20 \times 10^9/L$，淋巴细胞>50%，异形淋巴细胞>

5%）；90%以上有转氨酶轻度增高，仅25%有肝脾大，黄疸极少见。

4.免疫抑制儿童感染 最常表现为单核细胞增多症样综合征，但异形淋巴细胞少见。部分因免疫抑制治疗有白细胞减少伴贫血和血小板减少。其次为肺炎，在骨髓移植者最为多见和严重，病死率高达40%。

HCMV肝炎在肝移植受者常与急性排斥反应同时存在，以持续发热，肝酶升高，高胆红素血症和肝衰竭为特征。肾移植者可发生免疫复合性肾小球肾炎。胃肠道疾病常见于获得性免疫缺陷综合征（aquired immuno deficiency syndrome，AIDS）及骨髓、肾和肝移植者，病变常累及整个胃肠道，内镜可见溃疡，严重时见出血性和弥散性糜烂。还可发生脑膜脑炎、脊髓炎、周围神经病和多发性神经根炎等神经系统疾病。

（三）病原学检查

1.病毒分离 最可靠，特异性最强。采用小瓶培养技术检测培养物中病毒抗原可缩短检出时间至24～32h。常采用尿样本，也可取体液和组织样本。

2.HCMV标志物检测 在各种组织或细胞标本中检测HCMV标志物如包涵体、病毒抗原、病毒颗粒和病毒基因（DNA或mRNA片段），前三项任一项阳性或检出hCMV mRNA均表明有活动性感染。实时荧光定量PCR法检测病毒DNA载量与活动性感染成正相关，高载量或动态监测中出现载量明显升高提示活动性感染可能。血清或血浆样本HCMV DNA阳性是活动性感染的证据。全血或单个核细胞阳性时存在潜伏感染的可能，高载量支持活动性感染。在新生儿期检出病毒DNA是原发感染的证据。

3.血清学检查 原发感染的证据：①动态观察到抗HCMVIgG抗体阳转；②抗HCMV-IgM阳性而抗HCMV-IgG阴性或低亲和力IgG阳性。近期活动性感染证据：①双份血清抗HCMVIgG滴度≥4倍增高；②抗HCMVIgM和IgG阳性。新生儿期抗HCMV-IgM阳性是原发感染的证据。6个月内婴儿需考虑来自母体的IgG抗体；严重免疫缺陷者或幼婴可出现特异性IgM抗体假阴性。

（四）诊断标准

1.临床诊断 具备活动性感染的病毒学证据，临床上又具有hCMV性疾病相关表现，排除现症疾病的其他常见病因后可做出临床诊断。

2.确定诊断 从活检病变组织或特殊体液如脑脊液、肺泡灌洗液内分离到HCMV病毒或检出病毒复制标志物（病毒抗原和基因转录产物）是hCMV疾病的确诊证据。

【鉴别诊断】

HCMV感染的临床表现常难与其他病原感染相区别，故病原学检查是鉴别诊断的唯一可靠依据。由于HCMV致病力弱，免疫正常时无论原发或再发感染，绝大多数无症状，故在免疫正常个体应先排除其他病因，谨慎诊断HCMV疾病。在CID时，应与其他宫内感染如先天性风疹、弓形体、梅毒螺旋体及单纯疱疹病毒等感染相鉴别。HCMV引起单核细胞增多症样综合征时应与其他病原，特别是EBV相关性传染性单核细胞增多症鉴别。输血后综合征应排除HBV和HCV等输血后感染。

【治疗】

（一）抗病毒治疗

1.更昔洛韦（ganciclovir，GCV） 治疗方案参照国外儿科经验。诱导治疗：5mg/kg（静脉滴注＞1h），每12h一次，共2～3周；维持治疗：5mg/kg，1次/日，连续5～7天，总疗程3～4周。若诱导期疾病缓解或病毒血症/尿症清除可提前进入维持治疗；若诱导治疗3周无效，应考虑原发或继发耐药或现症疾病为其他病因所致；若维持期疾病进展，可考虑再次诱导治疗；若免疫抑制因素未能消除则应延长维持疗程，采用①5mg/kg，1次/日；或②6mg/kg，每周5日；或③序贯口服更昔洛韦30mg/kg，每8h1次，或缬更昔洛韦，以避免病情复发。用药期间应监测血常规和肝肾功能，若肝功能明显恶化、血小板和粒细胞下降≤25×10^9/L和0.5×10^9/L或至用药前水平的50%以下应停药。白细胞减少重者可给予粒细胞集落刺激因子，若需再次治疗，仍可使用原剂量或减量，或联合应用集落刺激因子以减轻骨髓毒性。有肾损害者应减量。

2.缬更昔洛韦（valganciclovir，VGCV） 为更昔洛韦双缬氨酸酯。2001年获准用于18岁以上AIDS患者HCMV视网膜炎的治疗和移植患者预防用药。在先天感染新生儿的Ⅱ期临床研究显示，口服单剂16mg/kg与静脉用6mg/kg更昔洛韦等效。成年人900mg相当于静脉注射更昔洛韦5mg/kg，诱导治疗900mg，1日2次，持续1日；维持治疗900mg，每日1次。肾功能不全者剂量酌减。需与食物同服。主要不良反应有胃反应、骨髓抑制和眩晕、头痛、失眠等。

3.膦甲酸钠（foscarnet，PFA） 一般作为替代用药。国外介绍儿童参照成年人方案：诱导治疗：60mg/kg，每8h1次（静脉滴注大于1h），连用2～3周；免疫抑制者需维持治疗：90～120mg/kg，每日1次（静脉滴注大于2h）。维持期间疾病进展，则再次诱导或与更昔洛韦联用。主要有肾毒性，患者耐受性不如更昔洛韦。

（二）对症治疗

对HCMV相关疾病予以相应处理，如肝炎时降酶、退黄及护肝治疗；肺炎有呼吸困难时给予氧疗等；注意防治二重感染。

第四节　急性出血性结膜炎

【概述】

急性出血性结膜炎（acutehemorrhagic conjunctivitis，AHC）亦称流行性急性出血性结膜炎，国内称流行性红眼病。其临床特点为急性起病，眼部刺激症状明显，常合并结膜下出血，具有明显的流行性。

【病原学与流行病学】

本病病原呈多样性，肠道病毒70型（EV70）、柯萨奇病毒A组24型（CA24）及其变异株（CA24V）是导致本病流行的主要病原，柯萨奇病毒B组与腺病毒等多种微小核糖核酸病毒也能引起本病流行。

由EV70感染所致的急性出血性结膜炎首次（1969年）暴发流行于非洲加纳，并迅速蔓延至非洲、亚洲及西半球的其他国家，先后有数百万人感染过此病毒。1970年，新加坡发生急性出血性结膜炎流行时，CA24V被首次分离，有60000病例被报道，随后世界各地不断发生由CA24V所致的急性出血性结膜炎流行。1971年，我国北京、上海等地区首次发生急性出血性结膜炎大流行，当时从患者分离出小核糖核酸病毒，但未定型。此后，全国各地经常出现急性出血性结膜炎的流行，甚至暴发流行，病原体多为EV70与CA24V。2007年，广东省发生由CA24V感染所致急性出血性结膜炎的暴发流行，有31659个报道病例，实际感染人数估计在20万以上。2010年，我国内地多个省市发生急性出血性结膜炎暴发流行，全年累计报道292369例。

患者为本病传染源，人群普遍易感，各年龄组均可感染发病，通过直接或间接接触眼分泌物而被感染。主要通过"患眼—手—物品—手—健眼"或"患眼—水—健眼"的方式传播。前者为家庭、同学和同事之间的主要传播方式；后者为游泳池、洗浴场所及家庭之间传播的重要途径。本病的流行具有季节性，多发于夏秋季节，亦可发生于冬春季节。

【临床表现】

本病接触传染性极强,潜伏期很短,接触传染源后大多在2~48h内双眼同时或先后发病。

本病起病急,在稍感眼部不适1~2h后眼部开始发红,眼部有强烈的异物感、刺痛、畏光、流泪及水样分泌物增多,眼睑红肿,伴有球结膜高度充血水肿,严重时球结膜明显高出角膜面。

发病早期在裂隙灯下可观察到细小点状出血,继之结膜下出血,呈点、片状,严重者可累及整个球结膜。角膜损害的发生率较高,早期即可出现,最常见的是上皮细胞点状脱落,荧光素染色后在裂隙灯下观察为绿色小点,呈散在、群集或线状和片状排列。重型病例可发生小片状上皮细胞及实质浅层小混浊,甚至可发生轻度前葡萄膜炎。

根据病情严重程度和病程长短,本病可分为轻型、中型及重型。轻型病程为1周,无角膜损害。中型病程1~2周,角膜有少许浅层点状荧光素染色,角膜损害与结膜炎症同时消退。重型病程在2周以上,角膜损害广泛而持久,结膜炎症消退后,角膜损害仍可持续数月或1~2年,且易复发,但最终可痊愈而不留瘢痕。

本病患者一般无全身症状,少数患者有发热、咽痛等上呼吸道感染症状,多为自限性,一般无后遗症。EV 70引起的急性出血性结膜炎大流行期偶有少数患者在发病后1~8周内出现神经系统症状,表现腰骶脊髓神经根炎,下肢肌肉酸痛,肌张力降低,膝腱反射消失,下肢运动麻痹或面瘫,部分患者可恢复,部分患者致残。

【诊断】

根据流行病学史、临床症状、体征,结合一般实验室检查对急性出血性结膜炎做出临床诊断。根据病原学检查,分离病毒阳性或患者恢复期血清特异性中和抗体滴度较急性期血清特异性中和抗体滴度增高>4倍或酶联免疫吸附试验(ELISA)检测EV 70或CA 24 vIgM抗体阳性,并结合临床诊断进行确诊。2001年我国卫生部制定的急性出血性结膜炎临床诊断标准如下:①当地有急性出血性结膜炎流行,病前有明显的直接或间接接触史;②潜伏期短,起病急;1~2h内眼部即眼红、刺痛、沙砾样异物感、畏光、流泪、刺激症状明显;双眼同时患病或一只眼发病后很快波及另一只眼;③眼睑水肿,睑结膜、球结膜高度充血,常见点状、片状结膜下出血;早期分泌物为水性,重者带淡红色,继而为黏液性;④裸眼检查角膜不易发现异常;荧光素钠染色后裂隙灯显微镜检查角膜上皮层见多发点状剥脱；⑤睑结膜、穹窿部结膜滤泡增生；⑥耳前淋巴结常肿大，有压痛。达到上述临床诊断标准，并具备下列3项实验室检查中的任何1项即可确诊：①结膜拭子涂擦或结膜刮取物培养分离出EV 70或CA 24 v；②患者恢复期血清抗–EV 70或抗–CA 24 v比急性期血清抗体滴度升高4倍或4倍以上；③结膜刮片间接免疫荧光技术检测，荧光显微镜下可见病毒抗原。

【治疗】

本病缺乏特效治疗，目前使用的药物种类较多，但疗效不确切。抗生素、磺胺类药物无治疗效果，可作为预防混合感染或继发细菌感染用药。基因工程干扰素滴眼剂有广谱抗病毒作用。4%吗啉胍、0.1%羟苄苯并咪唑、0.1%利巴韦林滴眼剂、0.5%利福平膏对有些病毒株有抑制作用。眼分泌物多时用温生理盐水或3%硼酸液清洗结膜囊。中药金银花、野菊花、板蓝根、桑叶、薄荷热熏敷或提取液滴眼对缓解症状有一定的疗效。

第五节 口 蹄 疫

【概述】

口蹄疫（foot and mouth disease，FMD）是由口蹄疫病毒（foot and mouth disease virus，FMDV）感染所致的急性、热性、高度接触性感染病，主要危害家养和野生的70多种偶蹄哺乳动物，偶可感染人类，属于人兽共患性疾病。口蹄疫病毒是第二个被发现的病毒，且口蹄疫亦是第一个证实由病毒所致的动物疾病。人患口蹄疫临床主要表现为发热、口腔黏膜及皮肤（主要为手足）发生水疱及溃疡。

【发病机制与病理改变】

病毒进入机体后，首先在入侵部位上皮细胞内繁殖，出现浆液性渗出而形成原发性水疱。如果机体抵抗力下降，病毒进入血液和淋巴管，导致病毒血症，病毒通过血液、淋巴循环使各器官、组织受累，引起发热等全身症状，在内脏黏膜及皮肤上皮出现继发性水疱。随着病毒抗体的产生，组织和体液中的病毒滴度开始下降，病灶逐渐愈合。体温降至正常，病后2周左右病情大多缓解，并发细菌感染者病程延长。镜下观察，上皮细胞充血肿胀，核感染，局部有炎症细胞浸润，可见细胞坏死。主要侵犯棘状层，病毒引起急性坏死和水疱形成，细胞膜通透性增加。幼年动物可有心肌变性坏死的改变。

【临床表现】

本病潜伏期2～18日，平均3～8日。初期症状表现为发热、头痛及全身不适，舌及口腔黏膜充血、水肿，吞咽不适，局部淋巴结肿大。典型症状为水疱，可在初期症状1～2日后出现。在病毒侵入处出现原发水疱，常见于手部皮肤及口腔黏膜，手足部皮肤发生水疱的先兆为指（趾）掌部有烧灼感。出现病毒血症时，水疱累及口腔黏膜及口唇、舌咽部、鼻腔及其附近皮肤、手足部，甚至波及全身皮肤、黏膜，体温可达39℃，伴有头痛、恶心、呕吐及腹泻，少数可有低血压、心肌炎等。口腔水疱周围黏膜充血、水肿，进食及说话时口腔疼痛感明显，伴有流涎、口臭。水疱大小不一，形状多为圆形或椭圆形，边缘清晰，疱壁薄而透明。初期疱内液体多清亮或稍混浊，可自行吸收或转为脓疱，有些水疱破溃形成溃疡，随后逐渐愈合。病程为2～15日，多数患者经及时对症治疗可完全康复。婴幼儿，老年患者及免疫力低下人群，可有严重的呕吐、腹泻、心肌炎、循环紊乱及继发感染。

【实验室及辅助检查】

血象多正常或轻度白细胞增多，若继发感染则白细胞数明显增加。病毒检测包括病毒学和血清学试验。病毒分离是检测口蹄疫最可靠的方法，主要应用细胞培养和动物接种来分离病毒。可将水疱内液体或破溃的组织材料接种于豚鼠掌跖部皮肤，如为本病，在3～5日内掌跖部皮肤出现水疱，可扩展至口腔、舌和足趾等部位。乳鼠对腹腔内病毒接种敏感，接种后可有心肌病变，甚至死亡。目前，大多数实验室采用初代小牛甲状腺（CYT）细胞和猪肾细胞系IB-RS-2培养细胞作为分离口蹄疫病毒的常规细胞，出现细胞病变后可经特异免疫血清进行鉴定。血清学试验包括补体结合试验及病毒中和试验。补体结合试验是检测口蹄疫最早的标准化方法，沿用至今。取足量的水疱液或组织，也可取患者7～30日内的血清进行补体结合试验。常量补体结合试验为待检血清定型，微量补体结合试验用于亚型和毒株抗原性分析。病毒中和试验是世界动物卫生组织（OIE）推荐检测口蹄疫病毒抗体的标准方法，但必须使用活病毒，且不能区分疫苗抗体和感染抗体。常用的酶联免疫吸附测定（ELISA）方法包括液相阻断ELISA、间接ELISA、固相竞争ELISA及夹心ELISA，具有快速、敏感、准确的特点。聚合酶链反应（PCR）、核酸杂交技术、基因芯片技术、环介导等温扩增技术等现代分子生物学诊断方法，对口蹄疫具有诊断和科研价值，有些需在特定的实验室进行。

【诊断与鉴别诊断】

本病的诊断主要依据流行病学资料和临床体征。结合所在地区动物口蹄疫流行史，患者曾接触患病动物或饮用未经消毒的生牛乳，出现口腔、手、足疱疹病变，可初步做出诊断，进一步可通过实验室检查来确诊。

诊断口蹄疫应注意与水痘、带状疱疹、单纯疱疹、疱疹性咽峡炎、多形性红斑和手足口病等相鉴别。其中手足口病由柯萨奇A组病毒引起，临床表现主要为发热、头痛，口腔、齿龈、舌边缘、手掌及足底出现丘疹水疱，可形成浅表溃疡。流行病学资料和实验室检查可提供进一步鉴别依据。

【治疗】

目前，本病尚无特异治疗方法，以对症治疗为主。患者应隔离。高热患者予以降温、流食或半流食、适当补液、口服B族维生素及维生素C。鼓励多饮水，卧床休息。有并发症者应给予相应治疗。合并细菌感染者可用适当抗生素。水疱部位可用0.01%的高锰酸钾液冲洗，破溃明显可涂以1%甲醇或碘甘油。本病一般预后较好，仅少数重症患者、儿童及年老体弱者可并发心肌病变或严重感染。

（王相璞 李志燕 于娟娟 李思侠 张文靓 杜玲玲 孔 露）

第六章 肝 病

第一节 急性甲型肝炎

【概述】

甲型病毒性肝炎是由甲型肝炎病毒（HAV）引起的急性肝脏炎症，由患者潜伏期或急性期粪便、血液中hAV污染水源、食物及生活密切接触经口进入胃肠道传播，可暴发或散发流行，病程急骤，预后良好。

【病理表现】

甲型肝炎主要为急性非致命性肝炎，表现为肝细胞点状坏死、变性和炎症渗出，少数患者有较明显淤胆。偶见大块性和亚大块性坏死。

【发病机制】

关于甲型肝炎的发病机制研究较少，尚未完全阐明。病毒侵入消化道黏膜后，有一短暂病毒血症阶段。既往认为HAV对肝细胞有直接损害作用，目前研究证实，感染早期，HAV大量增殖，肝细胞仅轻微破坏，随后细胞免疫起重要的作用。较强的hAV抗原性易激活患者血清CD8+T淋巴细胞，致敏淋巴细胞对HAV感染的肝细胞显示细胞毒性，导致肝细胞变性、坏死。感染后期，抗HAV产生后通过免疫复合物使肝细胞破坏。

【临床表现】

急性重型肝炎临床表现的阶段性较为明显，可分为三期。典型病例的临床表现如下：

1.黄疸前期

起病急，有畏寒、发热、全身乏力、食欲缺乏、厌油、恶心、呕吐、腹痛、肝区疼痛、腹泻，尿色逐渐加深，至本期末呈浓茶状。少数患者以发热、头痛、上呼吸道症状等为主要表现。本期持续1～21日，平均5～7日。

2.黄疸期

自觉症状有所好转，发热减退，但尿色继续加深，巩膜、皮肤黄染，约在2周内达高峰。可有大便颜色变浅、皮肤瘙痒、心动过缓等梗阻性黄疸表现。肝大至肋下1～3cm，有充实感，有压痛及叩击痛。部分患者有轻度脾大。本期持续2～6周。

3.恢复期

黄疸逐渐消退，症状减轻至消失，肝脾回缩，肝生化指标逐渐恢复正常。本期持续2周至4个月，平均1个月。

【实验室检查】

（一）粪便检测

检测粪便中HAV-RNA有助于确定污染源和传播媒介。HAV抗原（HAV-Ag）在起病前2周的粪便中可检测到，发病后1周阳性率达45%，但第2周仅12%，故检测HAV-Ag可用于识别急性期或无症状感染患者，也可用于HAV感染者粪便排毒规律及传染期的观察。

（二）血清抗体检测

1.抗HAV-IgM 是临床最可靠的常规检测手段，常采用ELISA。血清中抗HAV-IgM出现于HAV感染的早期（发病后数日），滴度很快升至峰值，高滴度持续2～4周，并在短期内降至较低水平，通常在3～6个月消失（个别可超过1年）。因此，它是甲型肝炎早期诊断最简便、可靠的血清学标志，也是流行病学中区分新近感染（包括临床和无症状的亚临床感染）与既往感染甲型肝炎病毒的有力证据。

2.抗HAV-IgG 抗HAV-IgG在急性期后期和恢复早期出现，于2～3个月内达高峰，然后缓慢下降，持续多年或终身。它能区分是新近还是既往感染，主要用于了解人群中过去感染情况及人群中的免疫水平，对流行病学调查更有意义。

（三）血常规及生化指标检测

外周血白细胞总数正常或偏低，淋巴细胞相对增多，偶见异形淋巴细胞。黄疸前期末尿胆原及尿胆红素阳性反应，可作为早期诊断的重要依据。丙氨酸氨基转移酶（ALT）于黄疸前期早期开始升高，血清总胆红素（TBil）在黄疸前期末期开始升高。ALT高峰在血清TBil高峰之前，一般在黄疸消退后数周恢复正常。

急性黄疸型患者血清球蛋白常轻度升高，随病情恢复逐渐正常。急性无黄疸型和亚临床型病例肝生化改变仅以ALT轻、中度升高为特点。急性淤胆型者TBil显著升高而ALT仅轻度升高，同时伴血清碱性磷酸酶（ALP）及谷氨酰转肽酶（GGT）明显升高。

【诊断及鉴别诊断】

1.诊断标准　依据流行病学史、接触史、临床特点及实验室检查，主要是抗HAV-IgM阳性及ALT升高。本病早期特点总结为10个字，即"热退黄疸现，症状有所减"。黄疸前期患者尿色加深是考虑该病的重要线索。若为慢性肝炎者，通常不考虑该病。

2.鉴别诊断　黄疸前期需与上呼吸道感染、肠道感染和关节炎等鉴别。急性期需与其他型病毒性肝炎及阻塞性黄疸鉴别。

【治疗】

甲型肝炎为自限性疾病，无须特殊治疗，也无特效药物，用药宜简。如遇患者出现明显肝功能异常包括血清胆红素明显上升，则可选择一些保肝降酶退黄的药物以促进肝功能的恢复，具体药物可以参见急性乙型肝炎章节。本病预后良好，通常在2～4个月内恢复，少数病程可延长或有反复，但最终均可痊愈，本病不会转为慢性肝炎，病死率极低。

第二节　急性乙型肝炎

【概述】

乙型病毒性肝炎是由乙型肝炎病毒（hepatitis virus B，HBV）所引起的肝脏疾病，本病常致慢性感染，最终形成肝硬化和肝癌，是严重危害我国人民健康的重要传染病。

【病理变化】

急性重型肝炎病理表现为肝小叶内坏死、变性和炎症反应。病变严重时，在中央静脉与门静脉之间形成融合性带状坏死，提示预后不良或转化为慢性活动性肝炎。急性肝炎一般无毛玻璃样细胞，免疫组织化学常无HBcAg和hBsAg。

【发病机制】

乙型肝炎发病机制极为复杂，迄今尚未完全阐明。HBV侵入人体后，未被单核—吞噬细胞系统清除的病毒到达肝脏，病毒包膜与肝细胞膜融合，导致病毒侵入。HBV进入肝细胞后开始复制过程。

　　一般认为HBV不直接损害肝细胞，而是通过宿主免疫应答引起肝细胞的损伤和破坏，导致相应的临床表现。由于宿主不同的免疫反应（包括个体的遗传和代谢差异），HBV感染的临床表现和转归也各有不同。

【临床表现】

　　急性乙型肝炎分为急性黄疸型、急性无黄疸型和急性淤胆型肝炎，临床表现与甲型肝炎相似，成年人多为自限性（占90%～95%），常在半年内痊愈，而儿童则大多发展为慢性HBV携带或慢性乙型肝炎。

【实验室检查】

　　1.肝生化指标检测　可反映肝脏损害的严重程度，ALT、AST升高，急性期升高幅度低于甲型肝炎水平。血清胆红素也可有不同程度的升高。以上指标不可作为病原学诊断，病原学诊断需依靠HBV抗原抗体和病毒核酸的检测。

　　2.HBV血清标志物的检测

　　（1）HBsAg：在HBV感染者中出现最早，感染后1～2周、最迟11～12周可被检出，滴度最高，是乙型肝炎病原学早期诊断的重要标志。典型急性乙型肝炎，潜伏期先出现HBsAg，经2～6周才出现肝炎临床症状、体征及肝功能异常，在血中可持续1～2个月，于恢复期消失，若持续6个月以上，常发展为慢性肝炎。除见于急慢性乙型肝炎外，尚可在HBsAg携带者、肝炎后肝硬化和肝细胞癌患者中检测到。HBsAg阳性表示存在HBV感染，但HBsAg阴性不能排除HBV感染。

　　（2）抗HBs：是一种保护性抗体，能清除病毒，防止HBV感染，在急性乙型肝炎中最晚出现（发病后3个月），提示免疫控制和疾病恢复。在急性重型肝炎中抗HBs常呈高滴度，并与HBsAg形成免疫复合物，是导致肝细胞大块状坏死的原因之一。接种乙型肝炎疫苗后，可出现抗HBs，可作为评价乙型肝炎疫苗接种成功的重要标志。

　　值得一提的是，HBsAg和抗hBs同时阳性，提示形成免疫复合物、HBV多种亚型感染或是机体免疫紊乱所致。

　　（3）HBeAg：紧随HBsAg后出现，若HBeAg持续阳性表明HBV活动性复制，提示传染性强，容易发展为慢性肝炎。HBeAg也可作为抗病毒药物疗效考核指标之一。

　　（4）抗HBe：急性乙型肝炎时，抗HBe提示病情恢复，病毒复制减少或终止；抗HBe持续阳性提示HBV复制处于低水平，HBV-DNA可能已和宿主DNA整合并长期潜伏；或因出现前C区突变，HBeAg不能表达。HBeAg与抗HBe的转换有时是由于前C区突变所致，而并非完全是感染减轻，此种情况下还应结合HBV-DNA的检测水平。

（5）HBcAg：一般不能在血清中检测到，多数存在于Dane颗粒内，少数游离者也被高滴度抗hBc形成免疫复合物，需用去垢剂处理使HBcAg暴露后再检测。它是乙型肝炎传染性和病毒复制的标志，是肝细胞损害的靶抗原，与病情活动有关。

（6）抗HBc：抗HBc总抗体在HBV感染后早期出现，呈高滴度，可持续5年，甚至更长。滴度在1∶100以上，结合肝功能可作为乙型肝炎诊断的依据，对HBsAg阴性的急性乙型肝炎，抗HBc高滴度有诊断意义；由于抗体持续时间长，常用于流行病学调查，是疫苗安全性观察指标。抗HBc-IgM阳性提示HBV活动性复制，是诊断急性乙型肝炎的主要依据，慢性乙型肝炎活动期呈阳性，缓解期可消失。抗HBc-IgG可持续存在。急性重型肝炎时抗体呈高滴度。

3.HBV-DNA检测　血清HBV-DNA常被作为判断HBV感染患者病毒复制程度的一个指标，目前HBV-DNA也已成为慢性乙型肝炎接受抗病毒治疗疗效评估的一个有效指标。国际上推荐Roche CobasTaqman法检测，其最低检测值为50IU/mL（约等于300copy/mL）。我国常用实时荧光定量PCR法，最低检测值为1000copy/mL，灵敏性和正确率较低。

4.HBV基因分型及耐药变异检测　HBV基因分型和耐药变异的检测方法有：特异性引物PCR法，限制性片段长度多态性分析法，线性探针反向杂交法，基因测序等。

【诊断及鉴别诊断】

1.诊断标准　追问患者病史，可有流行病史或输血、血制品或其他药物注射史；急性肝炎的临床表现；肝生化指标，特别是ALT和AST升高，伴或不伴胆红素升高；急性期HBsAg阳性，可伴有短暂HBeAg、HBV-DNA阳性；抗HBc-IgM高滴度阳性，抗HBcIgG低滴度阳性；恢复期HBsAg和抗HBc-IgM下降，最后转为阴性，甚至有一部分患者在恢复期出现抗HBs，若患者发病前6个月以内证实乙型肝炎血清标志物阴性，则更支持急性乙型肝炎的诊断。

2.鉴别诊断　需与其他病因的病毒性肝炎、药物或中毒性肝炎区别，主要依据流行病史、服药史和血清学标记物鉴别。

【治疗】

急性乙型肝炎大多能自愈，无须特殊药物治疗。患者只需适当休息、平衡饮食。有些患者如出现明显肝功能异常，甚至出现黄疸，可给予适当的药物治疗。对于极少部分有慢性倾向、临床不易判断急性或慢性过程，甚至重症化过程者，应在知情同意的情况下给予抗病毒治疗，一般给予核苷（酸）类似物治疗。

常用的保肝药主要是指能改善肝脏功能、非特异性抗炎、增强肝脏解毒能力及促进肝细胞再生、降酶、利胆等药物，主要分为六类。

1.能量代谢药物　出现明显消化道症状如恶心、呕吐而进食过少者给予补充B族维生素、维生素C和葡萄糖等，也可适量补充门冬氨酸钾镁等。

2.非特异抗炎药物　甘草酸制剂为甘草酸与L–半胱氨酸、甘氨酸合成药物，有类似糖皮质激素的非特异性抗炎作用，但无抑制免疫功能的不良反应。目前，国内常用的有甘草酸二钾（甘利欣）、复方甘草酸苷（美能）、异甘草酸镁注射液（天晴甘美）等，主要不良反应有水钠潴留，低钾血症及高血压。

3.解毒类药物　该类药物可提供巯基或葡糖醛酸，增强解毒能力。

（1）还原性谷胱甘肽（GSH）由谷氨酸、半胱氨酸和甘氨酸组成，主要在肝脏合成，与体内过氧化物及自由基结合，具有抗氧化及促进胆酸代谢的作用。

（2）硫普罗宁：可提供巯基，具有抗组胺和消除自由基的作用，同时可促进肝糖原合成，抑制胆固醇升高。该药的不良反应包括皮疹、皮肤瘙痒等过敏症状及食欲减退、恶心、呕吐等消化道症状。临床应用需与疾病本身所致的消化道症状相鉴别。

（3）葡醛内酯（葡醛内酯）：能与肝内或肠内含酚、羟基、羧基和氨基的代谢产物、毒物结合，生成无毒的葡糖醛酸结合物随尿液排出体外。

4.促肝细胞再生及促肝细胞膜稳定类药物

（1）多烯磷脂酰胆碱：可补充外源性磷脂成分，促进肝细胞再生和重构，修复受损肝细胞膜，临床应用中需注意严禁应用电解质溶液稀释。

（2）促肝细胞生长素：为小分子多肽类活性物质，可促进肝细胞再生，保护受损肝细胞。

（3）水飞蓟宾：是从水飞蓟种子的种皮中提取的植物提取物，可通过增强肝细胞膜稳定性产生抗肝细胞损伤作用，并促进肝细胞再生。

5.降酶类药物　五味子制剂能可逆性抑制肝细胞内氨基转移酶的活性，其有效成分是联苯双酯。其合成制剂的降酶效果优于五味子，如双环醇可有效降低ALT和AST，且停药后反跳者较少。其他如茵陈、山豆根及垂盆草冲剂等也具有降酶作用。

6.利胆类药物　对于出现黄疸的患者，可适当给予利胆治疗。目前，临床常用的利胆药物主要有三类：

（1）熊去氧胆酸（优思弗）：可增加胆汁酸的分泌，增加其在胆汁中的含量。

（2）茴三硫：可促进胆汁分泌，增强肝脏解毒功能，有助于肝生化指标的改善（用法：25mg，口服，每日3次）。

（3）腺苷蛋氨酸：是一种生理活性分子，作为甲基供体和生理性巯基化合物的前体参与体内重要的生化反应，在肝内有助于防止胆汁淤积。

需再次强调的是，急性乙型肝炎多为自限性经过，一般不给予药物治疗。临床症状较明显者，可给予保肝、降酶、退黄等治疗，如给予维生素提供能量代谢的同时，根据临床症状（恶心、呕吐、乏力、食欲缺乏、皮肤巩膜黄染等）再选用一两种保肝药物，不主张超过三种的保肝药物同时应用，这样不仅会加重肝脏代谢的负担，甚至会加重病情，成本/效益风险比也大大增加，造成患者及社会经济负担的加重。因此，临床医师应正确把握保肝药物应用的时机和正确措施。

第三节 急性丙型肝炎

【病理变化】

急性丙型肝炎镜下可见灶性坏死、气球样变和嗜酸性小体。严重者可见桥接样坏死和肝细胞再生，胆管区炎症细胞增加，淋巴细胞聚集和胆管损伤可见，但程度明显轻于慢性丙型肝炎。

【发病机制】

HCV致肝细胞损伤的机制主要有：HCV直接杀伤作用、宿主免疫因素、自身免疫、细胞凋亡。HCV感染者50%以上可转为慢性。

【临床表现】

急性HCV感染初期多数为无明显症状和体征，部分患者可出现ALT轻度升高或黄疸，极少数可发生急性重型肝炎。在急性感染中，80%～85%的患者不能清除病毒，而进入慢性持续性感染，其中25%～35%患者缓慢发展并进入终末期肝病，需要30～40年，其中1%～2.5%可发展为肝细胞癌（HCC）。无论在急性或慢性感染者中均有部分患者可自行恢复，特别是儿童和妇女。

急性丙型肝炎患者多数为无黄疸型肝炎，起病较缓慢，常无发热，仅轻度消化道症状伴ALT异常。少数患者为黄疸型肝炎。黄疸呈轻度或中度。急性丙型肝炎中约有15%为急性自限性肝炎。在急性期ALT升高或伴SB升高。HCV-RNA阳性和抗HCV阳性。经1～3个月黄疸消退，ALT恢复正常。常在ALT恢复前HCV-RNA转阴，病毒持续阴性，抗HCV滴度也逐渐降低，仅少数病例临床症状明显。

【实验室检查】

除常规肝生化指标外，常用于HCV的特异诊断有抗HCV和HCV-RNA以及HCV基因型。

目前，常用的第二代、第三代重组免疫印迹试验的特异性、敏感性与HCV-RNA的符合率较高。国内多采用HCV荧光RT-PCR试剂盒检测HCV-RNA定量，有助于评估HCV复制水平和评价抗病毒治疗疗效以及根据治疗中HCV-RNA下降情况指导临床治疗（response-guided therapy，RGT）。基因分型主要用于预测临床治疗的效果及最佳治疗疗程。

【诊断与鉴别诊断】

依据病史、临床表现、常规实验室检查及特异性血清病原学确诊。主要与肝外梗阻性黄疸、溶血性黄疸等其他原因引起的黄疸以及药物性肝炎、急性结石性胆管炎等其他原因引起的肝炎鉴别。

对急、慢性HCV感染的鉴别依靠临床表现及抗HCV和hCV-RNA的变化。急性感染：HCV-RNA先于抗HCV出现，通常在感染后的第2周出现，抗hCV通常在8～12周后出现。

【治疗】

急性丙型肝炎中有60%～85%者会转为慢性，比率远高于急性乙型肝炎，早期抗病毒治疗，可有效阻断其慢性发展。临床发病后1个月内，血清ALT持续升高、HCV-RNA阳性的急性丙型肝炎患者应及早给予IFN-α或聚乙二醇干扰素α-2a联合利巴韦林抗病毒治疗。

第四节　阿米巴肝脓肿

【概述】

阿米巴肝脓肿是肝组织内阿米巴通过门静脉到达肝脏，引起组织细胞融化坏死形成的脓肿，也称为阿米巴肝病。本病多继发于肠道阿米巴病，是阿米巴肠病最常见的并发症。但本病也可在从无肠阿米巴病临床表现的患者单独出现，以长期不规则发热、全身性消耗、肝大、肝区疼痛、白细胞计数增高为主要临床表现。

【发病机制】

阿米巴肝脓肿的发病与阿米巴肠病有密切关系，50%以上肝脓肿患者发病前有腹泻或痢疾的既往史。阿米巴肠病时常伴发非特异性门静脉周围炎，临床有右上腹痛、发热、肝大、白细胞增高等，但此时并无阿米巴原虫侵入肝脏。阿米巴肝脓肿一般发生在腹泻发作后1个月，亦有发生于数月至数年，甚至数十年后。多见于中年男性，纵酒、饮食不当、营养障碍、肝区外伤及其他感染导致人体抵抗力下降时，均可诱发本病。

阿米巴原虫通常经门静脉到达肝脏，但亦可通过肠壁直接侵入肝脏或经淋巴系统进入肝内。大多数原虫抵达肝内后即被消灭，仅少数可存活并侵入肝脏繁殖。

【病理变化】

阿米巴原虫在肝内，从一开始便引起灶性损害，炎症反应轻微为其特点。原虫在门静脉分支内因栓塞、溶组织及分裂作用，造成局部液化性坏死而形成脓肿。自原虫侵入肝脏至脓肿形成，平均需1个月以上。脓肿中央为一大片坏死区，呈巧克力酱样，含有溶解和坏死的肝细胞、红白细胞、脂肪、夏科-莱登晶体及残余组织，质黏稠或稀薄。脓肿初起无明显的壁，其边缘碎屑中可查见滋养体。为时较久的脓肿有多少不一的结缔组织形成的壁。脓肿以外的肝脏正常。阿米巴肝病从不导致肝硬化。慢性脓肿常招致大肠埃希菌、葡萄球菌、肺炎克雷伯菌、肠球菌、产气肠杆菌、产碱杆菌等继发感染。如有穿破，则感染率更高。感染后脓液呈黄色或黄绿色，有臭味，白细胞及脓细胞数量增多。脓肿形成使肝脏肿大，包膜紧张而引起肝区疼痛。

脓肿部位以肝右叶顶部居多，因阿米巴肠病好发于右侧结肠，该处血流进入肝脏右叶，尤其是右叶顶部。肝脓肿向上增大，往往与膈肌粘连，使右侧横膈抬高，运动受阻，反应性胸膜炎及右下肺受压，故疼痛每随呼吸或咳嗽增剧，并可放射至右肩部。脓肿亦可发生于肝脏其他部位。脓肿数目各家报道不一，因原虫经门静脉血行播散，故早期以多发性小脓肿较为常见，以后互相融合而形成单个大脓肿。如不及时治疗，脓肿可逐渐增大，并向周围器官或组织穿破而引起相应的症状。

【临床表现】

本病的临床表现复杂，常与病程长短、脓肿大小、数量和部位、有无并发症等相关。

起病大多较缓慢，常以不规则发热、盗汗等症状开始。发热以间歇型或弛张型居多，有并发症时体温常达39℃以上，并可呈双峰热。体温大多午后上升，傍晚达高峰，夜间热退时伴盗汗。患者常有食欲缺乏、腹胀、恶心、呕吐，甚至腹泻、痢疾等症状。

肝区痛为本病的重要症状，常呈持续性钝痛，深呼吸及体位变更时加剧，夜间疼痛常更明显。右叶顶部脓肿可刺激右侧膈肌，引起右肩痛，或压迫右下肺引起肺炎或胸膜炎征象，如气急、咳嗽、肺底浊音界升高，肺底闻及湿啰音，腋部有胸膜摩擦音等。脓肿位于肝下部时可引起右上腹痛和右腰痛，部分患者右下胸或右上腹饱满，或扪及肿块，伴有压痛。左叶肝脓肿约占10%，患者有中上腹或左上腹痛，向左肩放射，剑突下肝大或中、左上腹包块，易向心包或腹腔穿破。位于肝后面的脓肿常无疼痛，直至穿破后壁并向下蔓延至肾周围，才出现类似肾周脓肿的症状。本病很少引起脾大，有多发性脓肿时可出现黄疸。

本病主要体征为右上腹饱满、压痛、肌肉紧张及肝区叩痛。肝脏往往呈弥漫性肿大，病变所在部位有明显的局限性压痛及叩击痛，肝脏下缘钝圆，有充实感，质中坚。部分患者肝区有局限性波动感。黄疸少见且多轻微，多发性脓肿中黄疸的发生率较高。

慢性病例呈衰竭状态，消瘦、贫血、营养性水肿，发热反不明显。部分晚期患者肝大质坚，局部隆起，易误为肝癌。

【实验室及影像学检查】

1.血象　急性期白细胞总数中度增高，中性粒细胞百分比为80%左右，有继发感染时更高。病程较长者白细胞计数大多接近正常或减少，贫血较明显，血沉增快。

2.粪便检查　少数患者可查获脑组织内阿米巴。

3.肝功能检查　碱性磷酸酶增高最常见，胆固醇和白蛋白大多降低，其他各项指标基本正常。

4.血清学检查　同阿米巴肠病，抗体阳性率可达90%以上。阴性者可在7日后复查，如阴性基本上可排除本病。

5.影像学检查　超声探查无创伤，准确方便，为诊断肝脓肿的基本方法。脓肿所在部位显示与脓肿大小基本一致的液平段，并可做穿刺或手术引流定位，反复探查可观察脓腔的进展情况。超声检查的敏感性高，但与其他液性病灶鉴别较困难，需做动态观察。CT、肝动脉造影、放射性核素肝扫描、磁共振成像（MRI）均可显示肝内占位性病变，对阿米巴肝病与肝癌、肝囊肿鉴别有一定的帮助，其中CT尤为方便可靠，有条件者可加选用。X线检查常见右侧膈肌抬高，运动受限，胸膜反应或积液，肺底有云雾状阴影等。左叶肝脓肿时胃肠道钡餐透视可见胃小弯受压或十二指肠移位，侧位片见右肋前内侧隆起致心膈角或前肋膈角消失。偶尔在平片上可见肝区不规则透光液—气影，颇具特征性。

【诊断】

阿米巴肝脓肿的临床诊断基本要点为：①右上腹痛、发热、肝大和压痛。②X线检查右侧膈肌抬高、运动减弱。③超声检查显示肝区液平段。若肝穿刺获得典型的脓液，脓液中找到阿米巴滋养体可确诊，或超声检查提示阿米巴肝脓肿同时血清学检查阳性亦提示为阿米巴肝脓肿，可进行抗阿米巴肝脓肿治疗。对特异性抗阿米巴药物治疗有良好效应即可诊断为阿米巴性肝脓肿。

【鉴别诊断】

阿米巴肝脓肿应与下列疾病鉴别：

1.原发性肝癌　发热、消瘦、右上腹痛、肝大等临床表现酷似阿米巴肝脓肿。但后者常热度较高，肝痛较著。癌肿肝脏的质地较坚硬并有结节。甲胎蛋白的测定、超声检查、腹部CT、MRI、选择性肝动脉造影等检查可明确诊断。肝穿刺及抗阿米巴药物治疗试验有助于鉴别。

2.细菌性肝脓肿　起病急，毒血症状显著，如寒战、高热、休克、黄疸。肝大不显著，局部压痛亦较轻，一般无局部隆起。肝穿刺脓液少，呈黄白色，细菌培养可获阳性结果。肝组织病理检查可见化脓性病变。外周血白细胞计数特别是中性粒细胞显著增多，细菌培养可获阳性结果。抗生素治疗有效。

3.血吸虫病　在血吸虫病流行区，易将肝阿米巴病误诊为急性血吸虫病。两者均有发热、腹泻、肝大等表现，但后者肝痛较轻，脾大较显著，血象中嗜酸性粒细胞显著增加，大便孵化、乙状结肠镜检查、虫卵可溶性抗原检测有助于鉴别。

4.肝棘球蚴病　肝棘球蚴病在畜牧区出现缓起的右上腹肿块，B型超声、CT或

MRI证实肝脏占位者应考虑肝棘球蚴病。CT检查往往显示肝脏有大小不等的圆形或椭圆形低密度影，囊肿内或囊肿边缘可出现钙化，低密度影边缘部分显示大小不等的车轮状囊肿影，是囊肿内存在子囊的特征性表现。应综合结合特异性与敏感性均较高的血清学检查结果明确诊断，必要时以抗阿米巴药物做诊断性治疗。

【治疗】

（一）内科治疗

1.抗阿米巴治疗　抗阿米巴治疗选用组织内杀阿米巴药为主，辅以肠内杀阿米巴药以达根治。①目前，大多首选甲硝唑，口服剂量800mg，每日3次，疗程10日，如临床上需要可重复疗程。治愈率达90%以上。无并发症者服药后72h内肝痛、发热等临床情况明显改善，体温于6～9日消退，肝大、压痛、白细胞增多等在治疗后2周左右恢复，脓腔吸收则迟至4个月左右。②第二代硝基咪唑类药物抗虫活力、药动学特点与甲硝唑相同，但半衰期较长，一次口服有效血浓度可维持72h，对阿米巴肝脓肿疗效优于阿米巴肠病。替硝唑（替硝唑）：成年人剂量2g，清晨1次顿服，一般连服5日。具有疗效好、疗程短、不良反应少等优点。③少数单用甲硝唑疗效不佳者可换用氯喹或依米丁，但应注意前者有较高的复发率，后者有较多的心血管和胃肠道反应。治疗后期应常规加用一个疗程肠内抗阿米巴药二氯尼特或巴龙霉素，以根除复发的可能。

2.肝穿刺引流　早期选用有效药物治疗，不少肝脓肿已无穿刺的必要。对恰当的药物治疗5～7日、临床情况无明显改善，或肝局部隆起显著、压痛明显，有穿破危险者采用穿刺引流。穿刺最好于抗阿米巴药物治疗2～4日后进行。穿刺部位多选右前腋线第8或第9肋间，或右中腋线上第9或第10肋间或肝区隆起、压痛最明显处，最好在超声定位下进行。穿刺次数视病情需要而定，每次穿刺应尽量将脓液抽净，脓液量在200mL以上者常需在3～5日后重复抽吸。脓腔大者经抽吸可加速康复。也可采用脓腔置管行持续闭合引流，可避免反复穿刺、继发性感染的缺点。

3.抗生素治疗　有混合感染时，视细菌种类，选用适当的抗生素。

（二）外科治疗

阿米巴肝脓肿需手术引流者一般＜5%。其适应证为：①抗阿米巴药物治疗及穿刺引流失败者。②脓肿位置特殊，贴近肝门、大血管或位置过深（＞8cm），穿刺易伤及邻近器官者。③脓肿破入腹腔或邻近内脏而引流不畅者。④脓肿有继发细菌感染，药物治疗不能控制者；⑤多发性脓肿，使穿刺引流困难或失败者；⑥左叶肝脓肿易向心包穿破，穿刺易污染腹腔，也应考虑手术。肝脓肿的治愈标准尚不一致，一般以症状及体征消失为临床治愈，肝脓肿的充盈缺损大多在6个月内完全吸收，而10%可持续异常至1年。少数病灶较大者可残留肝囊肿。手术应与抗阿米巴药物治疗同时进行，以避免阿米巴滋养体播散。

第五节　脂肪肝

正常人肝内脂肪占肝脏重量的3%～5%，其中包括磷脂（PHL）、三酰甘油（TG）、脂肪酸（FA）、胆固醇（CH）及胆固醇酯。在异常情况下或随着年龄增加，肝内脂肪聚积增加，当肝内脂肪含量超过肝重量的5%或组织学上有50%的肝细胞发生脂肪变时称为脂肪肝。近年来，随着人们生活水平的提高，饮食结构发生了变化，但大众保健意识相对滞后，代谢性肝病中脂肪肝的发病率正在逐步上升。所有脂肪肝患者中有25%发生肝纤维化，更有2%～8%的患者最后会演变成肝硬化，其危害不可忽视。脂肪肝的临床表现缺乏特异性，部分患者可有乏力、食欲缺乏、腹胀、肝区不适、肝大或肝功能损害等表现，且发病隐匿，少部分无自觉症状，仅有生化肝功能表现异常，临床上称这部分脂肪肝为隐性脂肪肝，常被误诊为病毒性肝炎或其他肝病。脂肪肝可发生于各年龄阶段，随着年龄的增加，患病率逐渐增加，有20%左右的中老年人（＞45岁）可能会发生脂肪肝，年龄超过60岁的老年脂肪肝占脂肪肝总数的46.5%，老年脂肪肝的病因以营养过剩、体质肥胖和脂肪代谢紊乱为多见。老年人多合并肥胖症、糖尿病、高血压、高脂血症等疾病，各种疾病相互影响，造成恶性循环。

【病因及发病机制】

根据病因脂肪肝可以分为两类：酒精性脂肪肝和非酒精性脂肪肝。

1.酒精性　脂肪肝患者多有饮酒史，短则一年，长则数十年，尤其是大量饮酒而不知节制者。酒精（又称乙醇）是损害肝功能的最主要原因之一，乙醇进入人体后在肝脏内进行分解代谢的同时会使肝细胞对脂肪酸的分解代谢发生障碍，引起肝脏内脂肪变性，早期可使脂肪在肝脏浸润或沉积，长期则可引起脂肪肝。

2.非酒精性

（1）肥胖：随着人们生活水平的不断提高，肥胖的现象越来越多，肥胖带来的危害也越来越引起人们的重视。肥胖及摄入过多高脂肪、高糖饮食者，其肝脏内脂肪过多蓄积，可导致脂肪肝。另外，肥胖者容易患糖尿病，引起高血糖以及高血脂，血糖及血脂的增高会对肝脏造成过多的负担，最终引起脂肪肝。肥胖发生脂肪肝的机制主要为肝脏的总胆固醇（total cholesterol，TG）合成增加和排出减少：①极低密度脂蛋白（very low density lipoprotein，VLDL）是转运内源性TG的载体，而脂肪肝患者体内肝细胞合成TG及分泌VLDL的平衡失调，尽管肥胖患者VLDL合成的代偿性增加，仍不足以排泄肝内合成显著增高的TG。②肥胖尤其是腹型肥胖者常有内脏脂肪增多，主要是位于肠系膜周围的脂肪增多，该处脂肪代谢产生的游离脂肪酸（free fatty acids，FFA）很容易在肝内高浓度蓄积并合成TG。当TG合成过多，VLDL不能负荷时，过剩的TG即成为脂滴，形成脂肪肝。③肥胖患者常伴有胰岛素抵抗，血浆胰岛素水平虽增高，即存在高胰岛素血症，但其降血糖作用被过多的脂肪组织抵消，不能有效利用葡萄糖，导致脂肪组织中脂肪的不断水解，血浆FFA增多，合成过多TG并蓄积于肝脏。同时，在脂肪沉积的基础上发生的应激和脂质过氧化则为二次打击，对肝细胞造成很大的危害。

（2）高脂血症：高脂血症分为以胆固醇升高为主和以TG升高为主两类，其中尤其是高TG血症可促进脂肪肝发生。高脂血症发生脂肪肝的机制可能与高TG血症的FFA增多，并通过FFA引起胰岛素抵抗有关。高脂血症与肥胖多同时存在，致病机制也有所交叉。

（3）营养不良：营养不良引起脂肪肝的机制分为三个方面。

营养不良时会造成蛋白质的缺乏，极低密度脂蛋白缺乏引起肝脏转出TG的能力减弱，如果此时补充蛋白质或适当的热量，脂肪肝可逆转；如果此时摄入氨基酸不平衡的食物，缺乏合成载脂蛋白所需的氨基酸，无法将肝脏内过多的TG运出，可导致脂肪肝。

据报道，精氨酸、苏氨酸、亮氨酸、异亮氨酸或苯丙酸等缺乏最易引起脂肪肝。特别是当某种氨基酸过量时，可造成细胞内氨基酸代谢失衡。当食物中缺乏胆碱，又无其他的甲基供应者，可使卵磷脂合成不足，VLDL合成减少，肝脏运出TG的能力下降，造成TG在肝脏内蓄积，也可造成脂肪肝。

（4）糖尿病：有研究者报道，糖尿病合并脂肪肝约占37%。特别是老年人糖尿病发病率较高，血浆胰岛素水平可偏高，血浆FFA增高，肝脂肪变的程度与肥胖的程度成正相关。降低血糖，限制脂肪摄入，适当减肥，可使肝脏脂肪浸润减轻。糖尿病性脂肪肝可能是周围脂肪组织的脂肪移入肝内过多所致。

（5）中毒：许多有机和无机化合物如四氯化碳、氯仿、碘仿、汞、磷、铝等都可以引起脂肪肝。它们导致脂肪肝的机制不同，但最终都导致脂肪在肝内积存。

（6）药物：四环素、雌激素、胺碘酮、肾上腺皮质激素、氯丙嗪、异烟肼、嘌呤等药物的长期和大剂量服用，也可导致脂肪肝。

【病理】

脂肪变性时，病变轻者肉眼看仅仅是轻微的肝脏弥漫性增大，色泽较苍白或略显灰黄色，表面光滑。发生严重脂肪变时肝大色黄，触之有油腻感。显微镜下可见肿大的肝细胞内充满脂肪空泡，空泡大者可将细胞核推向一边，看上去很像脂肪细胞。当中量脂肪时，并不引起炎症及细胞坏死。当大量脂肪时，可引起轻度局灶性炎症及单纯坏死。

【临床表现】

1.症状　除可能存在的基础疾病以及发病诱因的相关表现外，脂肪肝本身多为慢性隐匿发病，大多时候无任何症状，常在体检中偶然发现有肝大或者转氨酶轻至中度升高，有时因行B型超声或CT检查时发现脂肪肝。乏力可能是最早也是最常见的临床表现，但与组织学损伤的严重程度无明显相关性。部分患者自觉厌油、食欲减退、恶心、呕吐、腹胀及右上腹压迫或胀满感。有30%左右的患者可有维生素缺乏的表现，如末梢神经炎、舌炎、口角炎、角膜干燥，少数患者可进展到肝硬化失代偿期，出现黄疸、腹腔积液及食管胃底静脉曲张破裂出血。

2.体征　约50%患者有肝大，触诊时肝脏呈轻至中度肿大，表面光滑，边缘圆钝，质地正常或稍硬，但无明显压痛。一般单纯性脂肪肝多无排大，极少数患者可有肝掌、蜘蛛痣及门静脉高压症。经及时治疗，蜘蛛痣可消失，门静脉高压症、食管静脉曲张也可以暂时性缓解，但进展至肝硬化代偿期时病变则为不可逆性。

【辅助检查】

1.血常规　在代偿期多无异常，失代偿期可以出现不同程度的贫血，进至肝硬化期可引脾大，白细胞及血小板会明显下降。

2.尿常规　代偿期可没有任何改变，当患者出现黄疸时，尿中会出现胆红素，并会逐渐出现尿胆原的增高。对于老年人肾功能较差者偶可出现蛋白、管型及血尿等。

3.肝功能检查 大多数患者转氨酶一般仅轻度升高，为正常上限的2～5倍，无慢性肝炎所呈现的短期内明显增高现象。非酒精性脂肪肝患者的肝功能主要特点为谷丙转氨酶（ALT）/谷草转酶（AST）比值＞1，即以ALT升高为主，同时有谷氨酰转肽酶（γ–GT）明显升高。如出现黄疸、低蛋白血症、白细胞及血小板计数降低等异常，提示可能已发生肝硬化。若血清转氨酶＞300U/L，AST/ALI比值＞1.5需怀疑其他肝病。25%～40%的非酒精性脂肪肝患者空腹血清TG升高。

4.影像学检查 腹部超声是诊断脂肪肝最灵敏的检查。

（1）弥漫脂肪肝在B型超声图像上有其独特的表现：强回声的"明亮"肝和深层回声波衰减而肝外形大小变化较少；肝实质回声强度〉肾回声；肝前后部回声差异，近场回声增强而远场回声明显衰减；管道结构特别是静脉结构模糊。超声可诊断出90%的脂肪含量达50%以上的脂肪肝，诊断感性很大，因此，B型超声已作为脂肪肝的首选诊断方法，并因其价廉且无创而广泛应用于人群脂肪肝发病率的流行病学调查。

（2）CT诊断脂肪肝的准确性优于B型超声：CT上可见肝脏密度降低，肝脏与脾脏的密度接近。CT上可将脂肪肝分为轻、中、重三度，弥漫性肝脏密度降低，肝/脾CT比值＜1.0但＞0.7～1.0者为轻度；肝/脾CT比值＞0.5～0.7者为中度；肝/脾CT比值＜0.5者为重度。另外，磁共振和肝动脉血管造影也可用于诊断脂肪肝，特别是对于局灶性脂肪肝需与肝血管瘤以及肝肿瘤相鉴别时。

5.肝活检 确诊脂肪肝的重要方法。在超声引导下进行肝穿刺组织细胞学检查，准确且安全。肝活检可以确定肝脏内有无脂肪浸润，是否进展至肝纤维化期，对于指导治疗及估计预后有很大的意义。在形态学检查时做必要的特殊染色、免疫组织化学、生化测定及特殊细胞学检查等，可提高诊断的准确性。目前，肝活检主要用于灶性脂肪肝与肝占位的鉴别诊断；探明某些少见疾病，如脂质贮积病、糖原贮积病等。特别是对于无症状性可疑非酒精性肝炎，肝活检是唯一诊断手段。

【诊断与鉴别诊断】

由于脂肪肝没有特异的临床表现，而肝活检现在又没有广泛应用，因此临床上诊断脂肪肝主要依靠肝功能异常及影像学表现，同时结合病史及临床表现做出准确的诊断。中华医学会肝病学分会修订的诊断标准如下。

非酒精性脂肪肝凡具备下列1～5项和第6或第7项中任何一项者即可诊断：①无饮酒史或饮酒折合酒精量男性每周＜140g，女性＜70g。②除外病毒性肝炎、药物性肝病、全胃肠外营养、肝豆状核变性等可导致脂肪肝的特定疾病。③除原发疾病临床表现外，可有乏力、消化不良、肝区隐痛、肝脾大等非特异性症状及体征。④可有体重超重和（或）内脏性肥胖、空腹血糖增高、血脂紊乱、高血压等代谢综合征相关组分。⑤血清氨基转移氨酶和γ-GT水平可有轻至中度增高（<5倍正常值上限），通常以ALT增高为主。⑥肝脏影像学表现符合弥漫性脂肪肝的影像学诊断标准。⑦肝活检改变符合脂肪性肝病的病理学诊断标准。

【治疗】

基本原则：去除诱因，合理膳食，使用降脂药物，及早治疗，防止发生并发症。

治疗措施：①治疗原发病，尤其需要注意了解原发病因。②饮食治疗，纠正营养失衡。③维持理想体重及必要的体育锻炼。④维持相对正常的血脂和血糖水平。⑤行为纠正及自我保健意识的教育。⑥防治肝细胞坏死、炎症及肝纤维化。其中，调节饮食是老年人脂肪肝治疗的重要环节。

1.饮食治疗　非酒精脂肪肝应进行高蛋白、适当热量和低糖饮食。蛋白质补充至关重要，它是脂肪肝患者的主要营养素，蛋白质可以使脂肪变成脂蛋白，增加肝脏转出脂肪的能力，同时可以提高血浆白蛋白含量，有利于纠正重度脂肪肝患者的低蛋白血症，一般临床上予1.5～2g/kg（体重），进低糖饮食对于脂肪肝患者很重要，糖类食物因能刺激肝内脂肪酸的合成，故应加以控制。另外，减轻体重也是很重要的，初期阶段的减肥速度常控制在10%～15%，老年肥胖脂肪肝患者常采用减食疗法，在保证营养物质正常摄入的前提下，适当减少总热量及脂肪和糖类的摄入，同时配合中等量的有氧运动。

2.药物治疗

（1）调脂药：血脂紊乱经过基础治疗和应用减肥降糖药物6个月以后，仍为混合性高脂血症时，需加用调脂药。常用调脂药包括胆碱、蛋氨酸和部分B族维生素。空腹和餐后高脂血症使肝脏的脂负荷增加，可能参与导致正常肝脏发生脂肪变。此外，肝内脂质对肝脏细胞有毒性作用。因此，调脂药物可能对于非酒精性脂肪性肝的治疗益处较大。

（2）胰岛素增敏剂：合并2型糖尿病、糖耐量异常、空腹血糖增高以及内脏性肥胖者可予二甲双胍和噻唑烷二酮类药物，可改善胰岛素抵抗并有效控制血糖。由于二甲双胍容易引起乳酸中毒，因此，在肝功能储备较差的患者中应谨慎使用。

（3）中药制剂：中药制剂如胆宁片（主要成分为水飞蓟宾、盐酸小檗碱、延胡索、大黄等）及复方玉苓胶囊（主要成分柴胡、三七、海藻等）对改善非酒精性脂肪肝有效。

（4）保肝药物：多不饱和磷脂具有抗氧化、抗细胞因子的作用，对于治疗脂肪肝有较好的疗效。还原型谷胱甘肽可以清除自由基，抑制线粒体脂质过氧化，从而有效地缓解应激，促进肝细胞内正常的脂肪酸代谢和转运，有效治疗脂肪肝。熊去氧胆酸具有保护细胞、抗氧化、免疫调节作用，但对于脂肪肝的疗效还有待研究。其他具有肝细胞保护和抗氧化作用的药物，如水飞蓟宾、卵磷脂、β-胡萝卜素、己酮可可碱等理论上亦可以用于酒精性脂肪肝。一般临床上多选用一两种保肝药，疗程为6个月以上，或用至肝功能恢复正常为止。

（李志燕 于娟娟 李思侠 张文靓 杜玲玲 王相璞 李 祥）

第七章　消化系统疾病

第一节　食　管　疾　病

一、胃食管反流病

【概述】

胃食管反流病（gastro esophageal reflux disease，GERD）是指胃、十二指肠内容物反流入食管而产生灼热、反酸等症状的疾病，包括反流性食管炎和症状性反流。

反流性食管炎是指有反流症状，内镜下可见到食管黏膜有不同程度的充血、水肿、糜烂溃疡。症状性反流是指有反流症状，可用客观方法证实有反流，但内镜检查为阴性，也称为糜烂性反流病。20世纪80年代以来，人们发现许多有反流症状者内镜检查并无食管炎，故GERD这一名词包括各种临床表现形式的胃食管反流疾病。在西方国家，GERD患病率高达51%。美国学者研究发现，GERD的患病率超过86/10万。美国的一组资料显示，人群中有10%～20%有胃食管反流症状。国内北京、上海两地的流行病学调查显示，GERD的症状发生率为8.97%，发病率为5.77%，明显低于西方国家。GERD的高发年龄为60～70岁。

近年来研究发现，与GERD相关的症状日益增多，尤其是消化道以外的症状如胸腹痛、喉炎、哮喘等症状，常被误诊为心肺等疾病而得不到及时有效的治疗，从而浪费了大量的物力和财力。

【病因及发病机制】

目前，研究认为，胃食管反流的病因与多种因素有关，GERD的病理生理机制主要是由于抗反流机制下降和反流物对食管黏膜攻击作用增强的结果。

1.抗反流机制减弱

（1）抗反流屏障减弱：①胃食管交界处主要组织结构包括食管下端括约肌（lower esophageal sphincter，LES）和膈脚。静息时LES为高压区，压力维持在10～30mmHg，吞咽时LES松弛，食团进入胃内。LES的舒缩受神经体液的控制，也受消化道及其他激素的影响。多巴胺、钙离子拮抗药等药物，脂肪、咖啡等食物，吸烟、酗酒等嗜好和不良精神刺激均可引起LES的动力异常。此外，妊娠期、月经周期和口服含黄体酮避孕药等也可影响LES功能。在腹内压升高和深吸气时，膈脚收缩叠加在LES上，使胃食管交界处区域的压力进一步增加起到抗反流的作用。但当腹内压增高而LES的压力不能同步升高时，亦可以引起胃食管反流。②一过性食管下端括约肌松弛（transien lower esophageal sphincter relax，TLESR）：近20年来研究表明，GERD患者反流更易发生于出现TLESR时。TLESR是指与吞咽无关的一过性LES松弛，其持续时间达10s以上，伴食管基础压重上升，但缺乏食管体部蠕动收缩。虽然TLESR也常发生于健康人，且与胃底扩张、进食有关，但GLRD患者TLESR发生率较健康人高。③食管裂孔疝：食管裂孔疝与反流性食管炎的关系密切，尤其是大的食管裂孔疝常伴有中至重度的反流性食管炎。长期腹内压增高是诱发食管裂孔的因素，如妊娠、肥胖、慢性便秘及剧烈咳嗽等。食管裂孔疝可以降低胃食管交界处的张力，增加胃底的感觉刺激触发TESR。

（2）食管对反流物的廓清能力障碍：正常食管对反流物的廓清能力包括食管排空和涎液中和两部分，这两部分的异常将导致食管清除能力降低。

食管蠕动收缩减弱：生理状态下，下咽后食管体部出现原发性蠕动，由近端食管向远处推进。偶有反流时食管扩张，通过神经反射出现继发性蠕动，达到容量清除作用。GERD患者食管体部的这种清除功能常减弱，导致食管黏膜的酸暴露时间延长。

涎液分泌减少：涎液能有效中和胃酸，达到食管化学清除作用。各种原因引起的涎液分泌减少可导致食管酸暴露时间延长，如干燥综合征。

（3）近端胃扩张和胃排空延缓：50% GERD患者的胃排空延缓，餐后较长时间的近端胃扩张，容易诱发LES松弛，特别是TLESR。近端胃扩张还可使LES腹段变短，降低LES的屏障作用。

（4）食管壁抵抗力下降：反流性食管炎仅发生在部分有反流症状的患者，有的患者反流症状虽然突出，却不发生食管组织损害，提示有较强的组织抵抗力。食管组织抵抗力包括上皮前、上皮和上皮后三部分的屏障作用。上皮前屏障包括食管黏膜表面黏液层—不透水层—表面HCO_3^-复合物和黏膜表面活性物，由于食管黏膜分泌黏蛋白的质、量均降低，反流物中的胃蛋白酶对黏蛋白的破坏及食管上皮缺乏分泌HCO_3^-的能力，使得上皮前屏障的保护能力远低于胃黏膜。上皮屏障包括结构屏障和功能屏障。结构屏障有角质层上皮细胞的管腔侧细胞膜、上皮细胞间连接复合物和上皮细胞扭曲复杂的间隙组成，结构屏障有很高的电阻，可维持对H^+等的低通透性。功能屏障包括细胞内和细胞间缓冲系统、细胞膜上的离子转运系统，但食管上皮对H^+的缓冲能力仅为60mm。上皮后屏障包括食管血供、食管上皮损伤后修复机制。当上述屏障受损时，即使在正常的反流情况下，亦可引起食管炎症。

2.反流物对食管黏膜的攻击作用　在食管防御机制下降的基础上，反流物刺激、损伤食管黏膜。受损的程度与反流物的质和量有关，也与黏膜的接触时间、体位有关。其中，损害食管黏膜最强的是胃酸和胃蛋白酶，尤其在pH<3时，使黏膜上皮蛋白变性，同时胃蛋白酶呈活化状态，消化上皮蛋白。此外，含有胆汁和胰酶的十二指肠液呈碱性，也可造成食管鼓膜损伤。

3.其他与GERD　发病有关的机制

（1）自主神经功能失调：40%的GERD患者的自主神经功能异常。GERD患者自主神经功能受损可导致食管清除功能和胃排空延缓。

（2）心理因素：有研究者发现，对GERD患者进行放松训练，不但灼热的症状明显减轻，而且酸暴露的时间也缩短。与健康对照组比较，GERD患者焦虑、抑郁、强迫等发生率显著升高。

【临床表现】

反流性食管炎的临床表现包括反流症状、反流物引起的食管和食管外的刺激症状和有关并发症。

（1）反流症状：如反酸、反食、嗳气。餐后，尤其是饱餐后容易出现反流症状，在LES低下的患者，体位也是发生反流和反胃的诱因。

（2）食管刺激症状：①灼热：50%以上的患者有此症状，由酸性或碱性反流物对食管上皮下感觉神经末梢的化学性刺激引起，多出现于饭后1～2h。进食某些食物如酒、甜食、冷水、咖啡、浓茶等可诱发症状，抽烟可使症状加重：某些体位（如侧卧、仰卧、前屈弯腰）、剧烈运动、腹压增高（举重、用力排便）可引发胃灼热感觉。②胸痛：位于胸骨后、剑突下或上腹部，常向胸、腹、肩、颈、下颌、耳和上肢放射，也可向左臂放射，这类胸痛被称为非心源性胸痛。③吞咽困难：初期可因食管炎引起的食管痉挛而出现间歇性吞咽困难，情绪波动时可使症状加重，镇静药能使之缓解。后期则可因瘢痕形成而出现食管狭窄，此时胃灼热感可逐步减轻，但吞咽困难呈进行性加重。

（3）食管外刺激症状：如咳嗽、哮喘、咽喉炎、口腔溃疡、鼻窦炎等。

（4）并发症：①食管狭窄：很多有GERD症状的患者中，只有少数发生食管狭窄，一般是在食管下段，咽下困难是食管狭窄的临床标志，经常性发作，逐渐加重，致使患者改变饮食类型。②食管溃疡：除较常见的浅表糜烂外，食管深溃疡亦可发生，可引起疼痛，常向背部放散，亦可致出血，出现间歇性粪隐血阳性，长期少量出血可出现贫血症状。③Barrett食管：有些反流性食管炎患者，愈合时不是代之以鳞状上皮，而是肠样化生的特殊柱状上皮。Bamet食管的定义是食管活检有柱状上皮和鳞状上皮细胞存在，内镜检查时，LES上方常为橙红色黏膜，它不仅标志严重反流的存在，还是食管腺癌的前驱改变。

因老年人对反流物清除能力差，胃排空延迟，食管黏膜的反流物暴露时间长，极易出现食管黏膜的损伤及并发症，故老年人出现反食、吞咽困难、胸骨后疼痛较多见，特别是长期卧床者易发生肺部症状。而GERD出现胸痛时应注意与心源性胸痛鉴别，此疼痛常为烧灼样痛，伴有胃灼热、反酸和吞咽困难，疼痛持续数分钟至数小时可自行缓解，抗酸药和硝酸甘油类药物可缓解，鉴别困难时应注意结合心电图和运动试验等检查。

【辅助检查】

1.X线片检查　该检查对反流性食管炎敏感性不高，对不愿接受或不能耐受内镜检查者行此检查，其目的是排除食管癌等其他食管疾病，严重反流性食管炎可发现阳性X线片征，如食狭窄、溃疡等。

2.内镜诊断　内镜检查是诊断反流性食管炎最准确的方法，并能判断反流性食管炎的严重程度和有无并发症。内镜结合病理活检有利于明确病变性质。我国反流性食管炎分级如下。

0级：内镜下表现正常，可有组织学表现。

Ⅰ级：内镜下表现点状或条状发红，糜烂，无融合现象。

Ⅱ级：病变的黏膜损伤长度超过5mm，但各病变之间仍没有融合。

Ⅲ级：病变的黏膜损伤出现融合，但融合的范围没有超过食管周径的3/4。

Ⅳ：病变的黏膜损伤出现融合，且融合的范围超过食管周径的75%。

3.食管功能检查

（1）24h食管pH试验：可由便携式装置完成，患者日常生活不受妨碍，目前已被认为是诊断GERD的重要诊断方法。常用的观察指标有24h内pH＜4的总百分时间、pH＜4的次数，持续5min以上的反流次数以及最长反流时间等。

（2）食管下段压力测定：可测定LES的长度和部位、LES压力、食管体部压力等。LES静息压为10～30mmHg。如LES压力＜6mmHg易导致反流。

（3）酸灌注试验（Bemstein试验）：在食管内滴入0.1mol/L盐酸，一般4～5min，胸痛发作，改用盐水后，疼痛即缓解，反复数次结果相同，表明症状由食管引起。

（4）24h碱反流监测：可提示食管内有无碱反流，明确胃食管反流的类型。

（5）其他：如核素闪烁扫描显示在静息时及腹部加压时有无过多的胃食管反流，肺内显示核素增强时表示有过多的胃食管反流出现肺内吸入。

【诊断及鉴别诊断】

GERD的诊断应基于：①有明显的反流症状；②内镜下可能有反流性食管炎的表现；③食管过度酸反流的客观证据。

病史和GERD的临床表现对诊断最有帮助。如患者有典型的胃灼热和反酸症状，可做出GERD的初步临床诊断。客观检查用来衡量病情的范围和严重程度。内镜检查如发现有反流性食管炎并能排除其他病变引起的食管病变，本病诊断可成立。对有典型症状而内镜检查阴性者，行24h食管pH监测，如证实有食管过度酸反流，诊断成立。无法行24h食管pH监测，可用质子泵抑制剂（proton pump inhibitor，PPI）做试验性治疗，如有明显效果，一般可以诊断GERD。对症状不典型者，需结合内镜检查、24h食管pH监测和试验性治疗进行综合分析。

GERD在临床上要与其他病因的食管炎、食管癌、消化性溃疡、各种原因的消化不良、胆管疾病以及食管动力疾病等相鉴别。如遇以胸痛为主的情况时，应与心源性、非心源性胸痛的各种疾病鉴别。如怀疑心绞痛，应做心电图检查和运动试验，必要时行冠状动脉造影检查。对有吞咽困难、同时内镜显示有食管炎的患者，应与感染性食管炎、药物性食管炎鉴别。有胃食管反流者还应注意有无继发的病因，如硬皮病。对消化系统疾病，必要时应做上消化道钡剂透视内镜检查和腹部B型超声检查。

【治疗】

GERD的治疗目标是缓解症状，治疗反流性食管炎和防止复发，改善生活质量。治疗方法包括一般治疗、药物治疗、内镜治疗以及手术治疗。

1.一般治疗，一般治疗是指改变不良的生活方式与饮食习惯，减轻反流。为了减轻卧位以及夜间反流可以将床头抬高15～20cm。避免睡前2h进食，白天进餐后也不宜立即卧床。注意减少一切影响腹压增高的因素，如肥胖、便秘、紧束腰带等。避免进食使LES压力降低的食物，如高脂肪、巧克力、咖啡、浓茶等。戒烟及禁酒。避免应用降低LES压力的药物及引起胃排空延迟的药物，如硝酸甘油、钙离子拮抗药、茶碱等。一般治疗对所有的患者都是必要的，但不是唯一的治疗。

2.药物治疗

（1）启动治疗：对初诊、复发的病例，建议启动治疗或强化治疗，使其症状迅速缓解，减少反流。目前比较公认的观点是降级治疗或称之为一步到位治疗，尤其是那些症状较严重、反流性食管炎较重的患者，一开始就给每日1～2次的PPI（如奥美拉唑）治疗，视病情酌情给药，病情好转后再减量，或改用H_2受体拮抗药（如法莫替丁）。如果症状不重也可以先采取每日2次受体拮抗药的升级治疗，如果疗效不佳，可加大剂量或改成PPI抑酸治疗。启动治疗的疗程视病情而定，对反流性食管炎患者，建议用药疗程为8～12周，以获得疗效。对于症状性反流患者疗程2～4周。针对反流屏障减弱，选用促动力药，对反流症状重尤其伴有胃动力减缓的患者，促动力药能减少反流，加强疗效，可以与抑酸药联合治疗。

（2）维持治疗：GERD有慢性复发倾向，据学者报道，停药后6个月复发率高达70%～80%。为减少症状复发，防止食管炎反复复发引起的并发症，需考虑维持治疗。停药后很快复发且症状持续者，往往需要长疗程维持治疗；有食管炎并发症如食管溃疡、食管狭窄、Barett食管，需要长期维持治疗。H_2受体拮抗药、PPI、胃动力药均可以用于维持治疗，其中以PPI效果最好。维持治疗的剂量因个别患者而异，以调整至患者无症状的最低剂量为最适剂量。

（1）内镜治疗：内镜下治疗包括内镜下缝合、射频和注射/植入三种方法。其治疗的靶点是改善胃食管交界处解剖或组织的屏障机构，减少反流频率或减少反流物的量，从而改善反流症状、减少抑酸药物依赖，并具有良好的安全性。反流性食管炎伴严重食管狭窄时，患者吞咽困难，可考虑内镜扩张治疗。但在扩张后仍需要进行抗反流治疗。

（4）手术治疗：手术治疗的适应证：①对药物治疗无效者。②长期需药物维持治疗者。③由胃食管反流引起反复发作的肺炎、哮喘等食管外病变者。④有严重并发症（如穿孔出血、狭窄、Barrett食管）治疗无效者。

抗反流手术是不同术式的胃底折叠术。如果同时合并食管裂孔疝，可同时进行裂孔疝修补及抗反流术，重建胃食管交界处的抗反流机制。目前，已开展在腹腔镜下进行抗反流治疗，短期疗效令人满意，其远期疗效有待继续观察。

【预后】

反流性食管炎的预后一般比较好，对于有严重并发症，如食管溃疡出血、食管狭窄者，如能积极治疗，预后也较好。如果并发Baneu食管，应该尽早诊断，加强随访，防止其向食管腺癌发展，一旦发展为食管癌，则预后极其不佳。

二、食管裂孔疝

食管裂孔疝是指胃的一部分经过横膈的食管裂孔持久或反复地突入胸腔而形成的疝，是各种膈疝中最常见者。本病的发生率，女性高于男性，其比例为3∶1～3∶R，发病率随年增加而增加，40岁以下人群的发病率低于9%，而70岁以上可达70%，这可能与老年人裂孔的围组织萎缩和弹性减退有关。该病常由于顽固的胃食管反流症状，使患者十分痛苦，并与反流性食管类互为因果，互相促进，引起一些不良后果，值得重视。

【病因与发病机制】

本病的病因主要有先天性和后天性两种。老年人以后天性多见，先天性是由于发育不全，如膈肌右脚一部分或全部缺失、膈食管裂孔比正常的宽大松弛；后天性者则因膈食管膜和食管周围韧带的松弛和腹腔内压力增加而形成。正常膈食管裂孔的直径为2.5 cm，随着年龄的增长，裂孔周围组织和膈食管膜弹力组织萎缩，使食管裂孔增宽，膈食管膜和食管周围韧带松弛，逐渐失去其固定食管下段及贲门正常位置的作用。因此，随着年龄的增长，本病的发病率也增高。腹腔内压力的增加，胸腹腔内压力的不均衡为另一发病因素。老年人易患的疾病，如肥胖、腹腔积液、巨大的腹腔内肿瘤、慢性支气管炎、呕吐和呃逆等均可诱发本病。饮食习惯对本病的发生也有一定的影响，老年人喜精细、少渣饮食，容易发生便秘而增加腹腔内压力，故食管裂孔疝发病率较高。由于腹腔脏器（主要是胃）疝入胸腔的方式不同，食管裂孔疝大致分为三型。

（1）滑动型：食管–胃连接部自横膈裂孔上移，胃的一部分也疝入胸腔。疝入部分可随体位而变化，直立位时可以复位，此型最多见（占90%以上）。由于贲门的抗反流机制遭到破坏，故常合并胃食管反流。

（2）食管旁型：食管–胃连接部仍保持原位，但胃的一部分疝入胸腔。如果疝入部分很多，包括胃底和胃体上部（巨大裂孔疝）则胃轴扭曲并翻转，可发生嵌顿，甚至胃穿孔，但此型很少伴有胃食管反流。

（3）混合型：同时兼有滑动型和食管旁型，疝囊多较大，也可有结肠或部分网膜疝入，此型也常伴有胃食管反流。

此外，有一部分滑动型裂孔疝，由于反流性食管炎和食管纵行肌的收缩而食管缩短时，食管胃连接部分可固定于横膈以上位置而不能降下，有学者谓之短食管型。

【临床表现】

食管裂孔疝的主要表现与反流性食管炎的症状有关，也可有某些消化不良的表现。

1.临床症状

（1）胸骨后烧灼感或隐痛及反酸：1/3的患者伴有胃食管反流而引起典型的反流性食管炎，表现为胸骨下端、剑突下烧灼感或疼痛。疼痛可因嗳气、呃逆、平卧、弯腰、蹲下、咳嗽、饱食后用力屏气而诱发或加重，站立、半卧位、散步、呕吐食物或酸水后症状可减轻。上述症状一般在1h内自行缓解，反胃也是常见症状，有时可呕出未完全消化的食物或酸水突然涌满口腔，症状的轻重与疝囊的大小有关，疝囊小者往往疼痛较重，而疝囊大者则很少剧痛，这可能与食物的清除能力有关。

（2）吞咽困难：患者常于进食后有食物停滞于胸骨下段的感觉，伴有食管炎症、糜烂和溃疡者可有明显的吞咽困难，而长期反流性食管炎、食管溃疡引起瘢痕收缩造成食管狭窄时可出现吞咽困难。进食过快或进食过热、过冷、粗糙食物时更易发作。

（3）贫血：15%的裂孔疝患者伴有缺铁性贫血，其中部分患者的贫血与上消化道出血有关，除食管炎和食管溃疡引起出血外，较大的疝囊本身也可出血。

（4）其他症状：90%~100%的患者均有反复嗳气，进食后上腹不适、腹胀，巨大裂孔疝压迫心肺，纵隔引起气急、心悸、发绀等。

2.体征

本病无并发症时通常无特殊异常。但巨大食管裂孔疝患者的胸部可叩出不规则鼓音区和浊音区，饮水后或被振动时，胸部可听到肠鸣音和流水音。

（三）辅助检查

1.X线片检查

（1）食管裂孔疝的直接X线片征象：膈上食管胃环、膈上疝囊、疝囊内黏膜皱襞影和食管下端括约肌收缩环上升是食管裂孔疝的重要征象。食管胃环是在疝囊上出现的深浅不一的对称性切迹；膈上疝囊即胸腔内胃，在做钡剂检查时，可在左侧膈上见到囊状胃底阴影，此即为疝囊，疝囊大小不一，通常为2～5cm。疝的外形很完整，疝囊的上界为食管下端括约肌，下界为环状缩窄的食管裂孔。食管裂孔疝在膈上可见胃黏膜皱襞，其特点为黏膜皱襞明显增粗、有扭曲，并与胃黏膜相连，与纵向平行且较细的食管黏膜明显不同。

（2）食管裂孔疝的间接X线片征象：膈食管裂孔增宽（＞2cm）钡剂反流入膈上疝囊（＞4cm）；与纵向平行且较细的食管黏膜明显不同。食管—胃角变钝，膈以上部位出现功能性收缩环。

2.内镜检查

（1）直接征象：鳞状—柱状上皮交界线位于膈裂孔之上，距门齿38cm以内。膈上可见扩张的囊袋，在吸气时扩张，呼气时缩小。

（2）间接征象：与食管裂孔疝的并发症有关，如反流性食管炎、炎性纤维狭窄及边缘溃疡等。

3.食管测压检查　食管裂孔疝时食管测压可有异常图形，从而协助诊断，亦可在检查胃–食管反流或其他原因（如糖尿病、肠易激综合征、结缔组织病等）引起的食管运动障碍时偶然发现，提示诊断。食管测压图形异常主要有以下表现。

（1）食管下端括约肌（LES）测压时出现双压力带，即距鼻翼40～45cm处见一压力带，此带由横膈裂孔的压力引起，在其上方35～38cm处又可见一压力带，此带才是真正的LES。如在多数导管的测压图形中均可见双压力带，即提示食管裂孔疝。

（2）食管下端括约肌压力（LESP）下降，低于正常值（正常在12mmHg以上），或食管下端收缩波振幅下降（正常60mmHg以上），此两项与胃–食管反流患者食管测压表现一致。国外报道，以上两种表现均见于50%的裂孔疝患者。

【诊断及鉴别诊断】

年龄大、体型肥胖，并具有腹腔压力增高条件和上述临床症状者，应警惕本病，确诊依靠X线片检查，必要时腹部加压以帮助疝的出现。

食管裂孔疝作为常见疾病，易误诊为多种其他疾病。本病应与心绞痛、心肌梗死、胃炎、消化性溃疡、上消化道肿瘤、胆道痉挛以及胃肠或咽喉神经官能症等鉴别，在出现咽下困难时，更应与食管癌鉴别。与后者不同的是，本病的咽下困难发生在吞咽之末而不是在起始，是长期间歇发作而非进行性恶化。有时小口进食比大口进食更易引起咽下困难，症状可突然出现，并持续几分钟、几小时或几日。也可突然消失或逐渐缓解。在与心血管病鉴别时，需严格掌握诊断标准，不能轻易以食管裂孔疝解释可疑的心血管疾病，现有技术如消化道钡剂造影、胃镜、B型超声检查等增加了该病的诊断方法。

【治疗】

1.内科治疗　无症状、无并发症者无须治疗。有症状者治疗同反流性食管炎，包括避免腹压增加，睡卧时将床头抬高，腰带或腹部衣着不可过紧，食量不宜过大以减轻体重，使用抗酸药和H_2受体阻断药、胃动力药等。

2.外科治疗　2%～4%的患者需要手术，手术指征包括严重食管炎、反复出血而经内科治疗无效者，食管狭窄而用扩张术无效者疝囊巨大、反复长期嵌顿而产生心肺压迫症状者，嵌顿或狭窄导致急诊状态者。手术可纠正裂孔疝的解剖缺陷，使食管下段、贲门和胃恢复正常位置、修补食管裂孔并固定贲门。但手术后复发率最高可达50%，故大多数患者宜采用内科治疗。

三、真菌性食管炎

真菌性食管炎是食管感染较常见的一种，其中白假丝酵母菌（白念珠菌），是最常见的一种真菌感染。其侵入食管黏膜形成一种溃疡性伪膜性食管炎。其确切发病率不详，在任何年龄和性别均可发病。食管癌与念珠菌感染常互相作用、合并存在，恶性肿瘤患者中此病发生率可达5%～10%。

【病因及发病机制】

正常人体内存在真菌，30%～50%正常人及2/3住院患者口咽部可培养出白假丝酵母菌（白念珠菌），在一定的条件下，真菌与寄生物之间的生态平衡发生紊乱，真菌成为致病菌，一般只限于抵抗力被疾病或药物削弱者，多见于以下几方面：

（1）患淋巴瘤、白血病或其他肿瘤，并接受放射或抗肿瘤药物治疗的患者。

（2）接受抗生素或激素治疗者。

（3）慢性病患者如糖尿病、再生障碍性贫血、营养不良等患者。

（4）罕见尚健康者接受抗生素治疗的患者，除非有食管功能性失弛缓或器质性梗阻患者。

【临床表现】

症状及严重程度变化很大，主要表现为咽痛、吞咽痛、咽下困难和胸骨后疼痛，有时疼痛可与吞咽无关。疼痛也可相当剧烈以致出现畏食和体重减轻，还可有厌食、恶心、呕吐，甚至上消化道出血。也可仅仅感到吞咽困难，症状的有无和轻重往往与疾病发作的缓急以及炎症的范围有关。如果形成瘘管会引起肺部感染。婴儿常伴发鹅口疮，成年人患鹅口疮少见。

【实验室检查】

（1）血常规：血常规常可发现中性粒细胞减少。

（2）食管X线钡剂检查：对诊断有一定的帮助，主要病变在食管的下2/3，可表现为蠕动减弱或弥漫性痉挛。食管黏膜粗乱、不规则或呈颗粒状，宛如钡剂内混有多数微小气泡。晚期病例，黏膜呈结节状，致使钡柱外观如卵石样，颇似静脉曲张。有时可显示深在溃疡。在慢性病例，炎症病变向食管深部发展，可造成节段性狭窄，甚至酷似食管癌。但食管X线钡剂造影正常并不能排除食管真菌感染存在。

（3）食管镜检查：确诊该病的唯一方法，镜下食管黏膜呈现水肿、充血、糜烂、溃疡、触之易出血，黏膜表面覆盖白色斑或伪膜，进行活检及细胞刷涂片和培养。若培养阳性尚不足以诊断，必须涂片见有真菌菌丝，活检组织见有菌丝侵入上皮亦可确定诊断。

（4）血清学试验：测定已感染患者血清凝集滴度有2/3患者高于1∶160，用放射性免疫测定和酶联免疫吸附测定检测血清中甘露醇聚糖抗原（念珠菌细胞壁上的多糖），用琼脂凝胶扩散和双向免疫电泳检测念珠菌抗体，在已感染者血清中抗原及其抗体滴度有1/3迅速升高。

【鉴别诊断】

念珠菌性食管炎的临床表现并无特异性，内镜下所见有时与病毒性食管炎类似，

X线钡剂检查可有食管静脉曲张的表现。念珠菌性食管炎应与其他原因造成的食管炎、食管结核、食管静脉曲张以及食管癌相鉴别。应通过原发病史、食管症状、内镜检查、毛细细胞涂片、病理学检查，与其他类似疾病相鉴别。

（1）化脓性食管炎：异物或医源性损伤多见，多发生于异物或器械检查造成的外伤性损伤的基础上，以胸骨后疼痛为主要临床表现，吞咽时加重，可向颈部放散，上消化道内镜或食管X线钡剂造影检查发现黏膜下脓肿、瘘管形成，食管分泌物细菌培养可发现致病菌。

（2）疱疹性和病毒性食管炎：本病多为自限性，上消化道内镜检查可见受累的食管有疱疹、钻孔样和融合性溃疡等改变。内镜检查发现典型病变，并在病变部位取样分离出病毒即可确诊。

（3）食管结核：多数食管结核患者年龄轻，存在结核中毒症状，且多有其他原发结核病灶。食管X线钡剂造影所见食管扩张性好，即使有狭窄，通过亦较顺利。食管镜下食管黏膜呈现炎症浸润及潜在溃疡，溃疡四周膜可见黄色小结节状赘生物。病理活检可发现干酪样肉芽肿，抗酸染色可找到抗酸杆菌，活检物培养偶可有阳性结果。

（4）食管静脉曲张：患者大多有肝炎或饮酒病史，临床上食管本身症状少见，一般无吞咽疼痛，也极少发生吞咽困难等，主要有腹胀、黄疸、腹腔积液、脾大、出血倾向等临床表现。上消化道内镜检查可见食管黏膜呈灰蓝色，有串珠状、蚯蚓状或团块状曲张静脉，可有红斑征。结合患者病史、临床表现及体格检查所见可以鉴别此病。

（5）食管克罗恩病：本病的临床表现主要为吞咽困难和疼痛，有时呈自发性胸骨后疼痛。病理特点以溃疡性或肉芽肿性病变为主。本病最显著的组织学改变是非干酪性上皮样肉芽肿，活检病理检查可确诊。

（6）食管癌：多发生于中老年人。主要表现为进行性吞咽困难、消瘦、贫血等，病情进展快，食管X线钡剂造影表现为食管局限性狭窄，管壁僵硬，蠕动消失或不规则充盈缺损。鉴别主要通过上消化道内镜检查及病理活检，尤其是病理活检可以确诊。

【治疗】

鉴于真菌性食管炎患者多继发于严重甚至致命的原发病，因此及时检查，早期做出诊断和进行治疗，对挽救患者生命是必要的。关于真菌性食管炎的治疗，首先，要对原发病进行积极的治疗，并停用引起真菌感染的药物。其次，根据情况选用抗真菌药物治疗。抗真菌药物有多种，临床上应用较多的药物是制霉菌素、氟尿嘧啶、氟康唑（氟康唑）等。

（1）制霉菌素：能与真菌细胞膜的类固醇结合，改变膜的通透性，使细胞内的小分子成分如钾、钠、镁等逸出，菌体缩小和细胞膜内氨基酸丢失而致菌体死亡。制霉菌素对敏感真菌有抑菌和杀菌的作用，肠道吸收少，98%自肠道排出，不易引起菌群失调。

（2）氟尿嘧啶：该药进入敏感真菌的细胞内，在胞嘧啶脱氨酶作用下，脱氨基而形成抗代谢物氟尿嘧啶，后者又转变为氟尿嘧啶脱氧核苷而抑制胸腺嘧啶核苷合成酶，阻断尿嘧啶脱氧核苷转变为胸腺嘧啶脱氧核苷，影响DNA合成，破坏菌体蛋白质。

（3）酮康唑：为合成的口服咪唑类抗真菌药。可抑制真菌细胞膜麦角甾醇的生物合成，影响细胞膜的通透性，从而抑制其生长。口服吸收后有抗深部真菌和浅表真菌的作用。成年人用量200mg/d，顿服，在夜间服用吸收最好。注意可有恶心、呕吐、腹痛、头痛和嗜睡等不良反应，也可引起过敏反应，如皮疹、瘙痒等。该药有潜在的肝毒性，可致严重的肝损害。因毒性较大，本品口服已少用，孕妇禁用。

（4）氟康唑：氟康唑为咪唑类抗真菌药，具有广谱抗真菌效应，对深部真菌、浅部真菌病的致病菌都有抗菌活性，尤其对念珠菌有较高的活性。该药可直接损伤真菌的细胞质膜，使其通透性发生变化，细胞内的重要物质摄取受影响或漏失而使真菌死亡。氟康唑口服吸收迅速，在组织体液内广泛分布，该药主要经过肾小球滤过，以药物原形从尿中排出。不良反应多为轻度消化道反应，如恶心、腹痛、腹泻等，其次为皮疹等过敏反应。对于老年真菌性食管炎可给予氟康唑50mg/d，2周为1个疗程。如真菌性食管炎较严重者可给予100mg/d。

（5）伊曲康唑：为三唑类广谱口服抗真菌药，抗菌谱与酮康唑相似，抗菌活性略强于酮康唑。本药为富脂溶性化合物，仅能口服，宜在饭后服用。成年人用量100～200mg/d，10～15日为1个疗程。儿童用量为3～5mg/（kg·d）。主要不良反应为胃肠道反应，如厌食、恶心、呕吐、腹痛、便秘等。其他不良反应有低钾血症、水肿、血细胞减少。长期服用伊曲康唑可引起血清氨基转移酶短暂升高。高剂量服用伊曲康唑时，偶可见男子乳房发育。

通常治疗后症状可迅速改善，X线片及内镜下改变1周左右即可完全恢复，不留后遗症。

第二节　胃轻瘫综合征

【概述】

胃轻瘫综合征简称胃轻瘫，是以胃排空延迟为主要特征的一组临床症候群，相关检查未发现上消化道或上腹部有器质性病变。根据发病缓急及病程长短可分为急性和慢性两种。急性胃轻瘫发病急，病程不超过3个月，临床上少见。慢性胃轻瘫临床上多见，发病缓慢，症状持续或反复发作达数月甚至10余年，根据病因可分为原发性和继发性两种类型。原发性胃轻瘫又称特发性胃轻瘫，多见于年轻女性，属于功能性上消化道综合征。继发性胃轻瘫是由多种疾病引起的，非机械性肠梗所致消化道功能异常，最常见于糖尿病，其他病因有肌强直性营养不良、系统性硬化病、皮肌炎、多发性肌炎、淀粉样变、慢性假性肠梗阻综合征、慢性病毒感染、神经性厌食伴或不伴胃大部切除的迷走神经切断术、胃食管反流病、恶性肿瘤、甲状腺功能亢进症、甲状腺功能减退症等。老年人随年龄增长，糖尿病发病率增高，老年人糖尿病症状虽少，但慢性并发症则不少见，其中自主神经病变者达60%，很多患者出现早饱、餐后上腹饱胀、恶心、发作性干呕、呕吐等胃轻瘫表现，治疗效果差。

【病因和发病机制】

多种机械性和非机械性因素均可导致胃排空延迟，按病因分为两类：①特发性（原发性）：原因不明，多见于女性，与胃食管流行性疾病和肠易激综合征等胃肠功能紊乱性疾病有着较密切的关系。电生理检查常有胃动过缓、胃动过速或伴有逆行推进的节律失常。②继发性：最常见的为糖尿病胃轻瘫，糖尿病患者中伴胃轻瘫者50%～76%，但出现临床表现者仅10%左右。胃手术特别是迷走神经主干切断术，常导致胃动力异常（液体排空增快，而固体排空减慢）。其他的病因有肌强直性营养不良、硬皮病、皮肌炎、小肠假性梗阻、感染等。

（1）自主神经病变：迷走神经低张力是胃排空延迟的重要原因，自主神经病变对胃肠运动有重大的影响。糖尿病胃轻瘫患者的内脏神经轴突发生节段性脱鞘病变、神经节超微结构显示非特异性树突肿胀。伴有自主神经病变的糖尿病胃轻瘫患者胃排空延迟发生率明显高于不伴自主神经病变者。

（2）高血糖：高血糖既造成神经病变，又会抑制胃肠道运动。在高血糖环境下，神经元6h后出现萎缩改变。高血糖能使正常人和糖尿病患者胃窦消化间期移动性运动复合波（MMCI）相缺乏，胃窦收缩振幅、频率降低，幽门收缩，引起胃排空延迟。此作用与血糖升高的程度有关。有人对107例2型糖尿病患者进行了研究，血糖＜7.8mmol/L者31例，胃半排空时间（$t_{1/2}$）均正常；血糖 7.8～21.3mmo1/L 者 76 例，$t_{1/2}$ 延迟者 47 例，占 61.8%，提示高血糖与胃排空延迟有关。在血糖＞7.83mmo1/L者中，8例$t_{1/2}$缩短，提示高血糖者也可有胃排空加速。高血糖能减弱红霉素对特发性和糖尿病胃轻瘫胃排空延迟的促进作用。但有人认为急性高血糖可引起胃肠运动功能紊乱，而慢性高血糖却无此作用。

（3）激素：胃动素、生长抑素及胃肠抑制性多肽在调节胃肠功能方面起重要的作用，胃肠激素水平的异常在胃轻瘫的发病中可能有一定的作用。胃肠运动不协调的患者血中胃动素的水平以及与MMC Ⅲ 相有关的胃动素高峰水平明显降低；胃动素及胃动素受体激动药——红霉素能使胃轻瘫者延迟的胃排空增快。有研究者发现，等发现糖尿病胃轻瘫患者MMC Ⅲ活动消失，而血浆胃动素水平却明显升高。其机制可能是胆碱能神经传递功能缺陷，使胃动素对肌细胞作用受损，胃动素代偿性增高。内源性前列腺素可能参与胃慢波节律的形成，吲哚美辛可防止健康志愿者出现由高血糖引起的胃动过速。

（4）胃平滑肌功能障碍：进行性系统性硬化症（PPS）患者常伴有胃肠道受累，表现为食管和胃排空障碍，也可有小肠功能失调。Chung等报道1例肌营养不良并发急性胃轻瘫患者，其胃肠平滑肌纤维被结缔组织广泛取代。

（5）感染：Sigurdsson等对11例急性病毒感染后出现胃轻瘫的儿童行胃肠测压术，其中10例患者被证实有餐后胃窦低动力。Bityutskiy等随访了143例胃轻瘫患者，其中52例被认为是特发性胃轻瘫的患者中有12例与病毒感染有关。与其他患者相比，病毒感染后胃轻瘫病情较重，恢复慢，但预后较好。幽门螺杆菌（Hp）与胃轻瘫的关系尚有争议。Peitz等认为根治Hp对Hp阳性的功能性消化不良患者的胃排空时间并无影响。但有人认为，有消化不良症状的慢性胃炎患者，Hp阳性的MMC Ⅲ相持续时间较Hp阴性及正常对照者明显缩短。

（6）胃电节律紊乱：胃电节律紊乱是胃排空延迟的重要原因。10例健康志愿者和

20例糖尿病胃轻瘫患者同时进行胃电图和胃固体排空检查的结果表明，糖尿病患者的胃半排空时间与健康志愿者相比明显延长（$P<0.01$），糖尿病胃轻瘫患者餐后/餐前振幅比值（ApR）明显低于健康志愿者（$P<0.01$），胃电节律紊乱率高于健康志愿者（$P<0.01$）。

此外，胃黏膜微循环障碍会影响自主神经和肠内神经系统的微循环灌注，并引起胃平滑肌细胞变性，对胃轻瘫的发生及发展可能起促进作用。高脂肪饮食能刺激缩胆囊素（胃排空的强效抑制剂）的释放，抗胆碱能药物等的使用也可导致胃排空延迟。

【临床表现】

多数胃轻瘫患者表现为早饱、上腹饱胀、嗳气、恶心、呕吐及体重减轻等。患者的呕吐多为迟发性呕吐，食欲多不受影响。因反复呕吐致患者体重减轻，营养不良，甚至恶病质状态。少数患者可有腹泻、便秘等症状。继发性胃轻瘫患者同时伴有原发病的临床表现，体检无特异性，少数患者可有上腹压痛，但无腹部包块和幽门梗阻表现。

【辅助检查】

（1）胃排空功能检查：显示胃容纳、推送、研磨食物直至排出食糜的全过程。方法很多，包括闪烁扫描术、放射学技术、吸收试验、实时B型超声、呼气试验等。此项检查对确诊有重要的价值，亦是观察促动力药物疗效的客观评价手段。

（2）胃压测定术：通过液压毛细血管灌注系统测定食管各段及胃—十二指肠压。胃轻瘫患者餐后相位收缩减少，餐前、餐后幽门活动增强、幽门痉挛、胃—十二指肠活动不协调。胃轻瘫者在胃内压较低时胃内气囊容积较正常胃明显增大，同时张力受损。

（3）胃电图描记：描记是一种无创的胃电信号检测方法，利用带有放大器和滤波器的描记设备，记录胃部肌肉的电信号，并将这些信号转换成波形图的过程。这些波形图能够直观地展示胃电的节律和功率，为医生提供关于胃动力和功能状态的重要信息。

【诊断】

急性胃轻瘫的诊断较为容易，若患者有明确的感染、代谢紊乱、药物等因素存在，依据病情及胃排空和胃电图监测结果即可确诊。慢性胃轻瘫的患者应经内镜或影像学检查除外上消化道或肝、胆、胰腺器质性病变，依据临床症状及胃排空和胃电图监测结果确诊。

原发性胃轻瘫的诊断主要依据患者无糖尿病和系统性硬化病等疾病史，有胃轻瘫症状，结合排空和胃电图监测结果可确诊。继发性胃轻瘫的诊断主要依据患者既有胃轻瘫的症状，又有糖尿病、系统性硬化病或近期内神经切断术等病史，结合胃排空和胃电图监测结果来诊。

【鉴别诊断】

胃轻瘫的患者由于病程长、病情复杂，诊断上应首先除外上消化道及肝胆胰等脏器的器质性病变。尤其是老年人更应注意排除胃及肝胆胰等脏器的占位性病变，可行内镜、B型超声、X线片等检查。

【治疗】

1.原发性胃轻瘫的治疗　糖尿病患者应积极控制血糖，停用对胃肠动力有影响的药物，同时积极寻找并去除诱发因素，部分患者可因高血糖的控制而使胃轻瘫症状得以改善。对神经性厌食患者，补充足量热量以改善胃排空，纠正精神障碍对于症状的恢复是必要的。

2.饮食治疗　宜少食多餐，选择易消化、低脂肪、少渣的食物，以利于胃的排空。由于烟能减少胃排空，应予戒烟。

3.药物治疗　有症状的患者不管有无胃排空的异常，都需进行治疗；无症状但有胃排空延迟证据的患者，特别是糖尿病患者，也应进行治疗。促胃动力药是目前大多数胃轻瘫患者的最有效的治疗途径，促动力性药物是一类能够恢复、增强和协调消化道平滑肌收缩活动，加强腔内物质传动的药物，常用的促动力药物有甲氧氯普胺、多潘立酮和莫沙必利等。这些药物能增加胃窦收缩频率和幅度，加强胃窦十二指肠收缩的协调，加速胃排空，改善临床症状，用于治疗各种类型的胃轻瘫。在症状间歇性出现时，给予4～8周促动力药物的短期治疗直至症状缓解，症状发作的间歇可不用药物，糖尿病胃轻瘫、PPS和其他有严重症状的胃轻瘫患者应持续治疗。

（1）甲氧氯普胺：为中枢及外周神经多巴胺受体结合剂，常用剂量为10～20mg，每日1～2次，但不良反应较多，主要表现为嗜睡和倦怠，发生率为20%～40%。长期应用还可致高催乳素血症，引起乳腺痛、男性乳房发育、溢乳。

（2）多潘立酮：为周围神经多巴胺受体拮抗药，常用剂量为20mg，每日4次，多潘立酮能暂时缓解消化不良与胃食管反流患者的症状，减轻抗帕金森病药物的胃肠道不良反应。其不良反应少于甲氧氯普胺，发生率为2%～7%，主要表现为口干、头痛及高催乳素血症。

（3）莫沙必利：通过选择性作用于肌周神经丛末梢的$5-HT_4$受体促进神经节后纤维释放乙酰胆碱而增加胃窦收缩力，改善胃窦十二指肠收缩的协调性。并不使MMC恢复正常。研究表明，莫沙必利治疗糖尿病胃轻瘫，对早饱、饱胀、恶心、呕吐的有效率为100%，对腹胀、餐后不适的有效率分别为87.5%和85.7%，在1周左右使症状明显减轻，作用较甲普胺、多潘立酮强，且不具耐药性，也不易通过血-脑屏障。其不良反应为头晕、头痛、肠鸣音增强及出现稀便等，某些真菌药或大环内酯类抗菌药与莫沙必利联用时，心电图可出现Q-T间期的延长，故莫沙必利不宜与这些药物合用，对有严重心脏病患者也应慎用。

（4）马来酸曲美布汀：此药直接作用于消化道平滑肌的钙通道和钾通道，通过阻滞钾离子外流，使膜电位升高，平滑肌细胞产生去极化，抑制离子的过量外流，使平滑肌恢复正常状态，因此具有调节胃运动功能，使胃排空功能恢复正常。应用马来酸曲美布汀300mg/d，连用4周可明显缓解胃病患者腹胀、嗳气、胃灼热症状，不良反应为个别患者有口干、头晕症状。

（5）红霉素及红霉素衍生物：红霉素是胃动素受体的激动药，无论是静脉注射、短期口服和（或）长期口服维持治疗，均能增加胃固体排空，改善临床症状。关于红霉素的用法主张先用3mg/kg体重静脉注射，每8h注射1次，待患者能耐受进食后，改为250mg，每日3次，口服，一般不超过10日，能耐受红霉素的患者可持续用药数月，常见胃肠道不良反应，长期应用易导致菌群失调。

（6）其他药物：奥曲肽504μg/d，连续肌内注射3周能使PPS的患者恢复正常的MMC，减少直肠和肠管的扩张以及改善细菌的过度生长，但有人认为奥曲肽能抑制胃窦运动，加重胃轻瘫患者症状，因而不能在进餐前给药。

苯并噻唑是一种具有$5-HT_4$受体激动活性，并有轻度$5-HT_3$受体拮抗药作用的化合物。动物实验研究证实，以0.7～10mg/kg体重静脉滴注，能同时促进小鼠和犬的胃固体和液体排空，而莫沙必利只促进固体的排空。

4.手术治疗 当保守治疗无效，病情严重影响生活质量时，可考虑手术治疗。主要有胃造瘘术、幽门成形术或空肠造瘘术，以减轻胃内压力，保证患者的营养供应，但手术治疗胃轻瘫作用有限。

第三节　急性胰腺炎

急性胰腺炎（acute pancreatitis，AP）是常见急腹症之一，是由胰酶激活后引起胰腺组织自身消化、水肿、出血，甚至坏死的急性化学性炎症。临床多以急性上腹痛、恶心、呕吐、发热和血胰酯增高为特点。病变程度轻重不等，轻者以胰腺水肿为主，较多见，病情多呈自限性，预后良好，又称为轻症AP。少数病情严重者出现胰腺出血坏死，常继发感染、呼吸衰竭、腹膜炎和休克等多种并发症，病死率高，又称为重症急性胰腺炎（severe acute pancreatitis，SAP）。

近年来，急性胰腺炎的发病率有所上升。本病的高发年龄为20～50岁，40～50岁较多，老年患者则以60～69岁多见。随着老年人胆管结石及高脂血症发病率的增加，老年SAP的发生有上升趋势，发病率占重症胰腺炎的47.1%～63%。有研究表明，年龄与SAP的发生成正相关，而且随着年龄的增长，并发症发生率和病死率逐渐增加。由于老年人常患慢性疾病，重要器官的代偿功能差，临床表现不典型，常易导致延误治疗，使重症胰腺炎的发病率高达19.8%，明显高于非老年性AP。

【病因与发病机制】

急性胰腺炎的病因有多种。饮酒和胆道疾病常为青中年人AP的主要病因，但在老年人中，酒精因素少见。在我国50%～70%为胆源性，胆道系疾病是引起老年人急性胰腺炎的最主要原因。手术、感染、药物等亦常引起老年人急性胰腺炎发生。

1.胆道疾病：胆石症、胆道感染或胆道蛔虫等均可引起急性胰腺炎。其中以胆石症最常见，可能与老年人胃肠蠕动减慢、胆汁排泌功能障碍有关。

（1）"共同通道"学说：解剖上70%～80%的胰管与胆总管汇合形成共同通道，开口于十二指肠壶腹部，一旦结石嵌顿在壶腹部，胆囊收缩时，胆管压力超过胰管压力，引起胆汁反流入胰管内，将会导致胰腺炎。

（2）Oddi括约肌功能不全：富含肠酶的十二指肠液反流入胰管，损伤胰管。

（3）毒性物质的作用：胆道感染时细菌毒素、游离胆酸、非结合胆红素、溶血磷脂酰胆碱等物质，可通过胆胰间淋巴管交通支扩散到胰腺，激活胰酶，从而引起急性胰腺炎。

2.手术与创伤　腹部创伤如钝性创伤或穿透性创伤，均可引起胰腺炎。老年人外伤所致并不常见，但手术创伤经常致AP发作，占12.5%。其原因有：①手术直接造成胰腺损伤。②术中胰腺灌流不足。老年人由于动脉硬化，血管弹性差，对低灌注耐受差，发生低血容量休克时，50%可能发生AP。

3.严重感染　细菌感染引起败血症，易诱发急性胰腺炎；病毒感染如急性流行性腮腺炎、柯萨奇病毒、传染性单核细胞增多症、病毒性肝炎等均可导致急性胰腺炎；寄生虫感染如胆道蛔虫病时，蛔虫嵌顿在十二指肠乳头开口处或逆行进入胆道，均可引起AP。

4.药物　应用某些药物如利尿药、磺胺类、糖皮质激素及其他免疫抑制药等与胰腺炎发病有关，可能由于它们能损伤胰腺组织，促进胰液与胰酶分泌，使胰液的黏稠度增加或胰管排泄不畅所致。

5.内分泌与代谢障碍　血钙升高可导致胰管钙化，增加胰液分泌和促进胰蛋白酶原激活任何引起高钙血症的原因，如甲状腺肿瘤、维生素D过多等可引起胰腺炎。老年人常患糖尿病高脂血症，糖尿病可引起脂代谢异常，使血脂增高，而高血脂又有利于血中胆固醇运到肝脏，导致胆汁中胆固醇过饱和，使结石易于形成，同时高血糖致胆囊排空障碍，也是胆结石形成的另一诱因。

6.特发因素　老年人急性胰腺炎有23%～30%为特发性。有学者认为，特发性胰腺炎患者（原因不明）中，有74%由于胆汁淤积、胆固醇结晶、胆红素钙盐颗粒所致的结石所致，或由于胰胆管异常引起。通常认为胆结石患者即使术后，其再发生肾结石的可能性较一般人群高，可能仍然是胰腺炎的高危人群。

【病理】

急性胰腺炎的病理变化包括从水肿到出血坏死等一系列改变。一般将其分为急性水肿型（或质性）和出血坏死型两种。

（1）急性水肿型：此型多见，大体上见胰腺肿大、水肿、分叶模糊，质脆，病变累及部分或整个胰腺，胰腺周围可有少量脂肪坏死。镜下检查可见间质水肿充血、炎症细胞浸润、散在的点状脂肪坏死，但无明显胰实质坏死和出血。

（2）急性出血坏死型：此型少见，但病变比水肿型严重，大体上表现为胰腺红褐色或灰褐色并有新鲜出血区，分叶结构消失。可有较大范围的脂肪坏死灶，散落在胰腺及胰腺周围组织如大网膜，称为钙皂斑。病程长者可并发脓肿、假性囊肿或瘘管形成。镜下可见胰腺组织凝固性坏死，细胞结构消失。坏死灶周围有炎性细胞浸润包绕。常见静脉炎、淋巴管炎、血栓形成及出血坏死。部分病例可有腹腔积液、胸腔积液和心包积液，并易继发细菌感染。可见肾小球病变、肾小管坏死、脂肪栓塞和弥散性血管内凝血，发生急性呼吸窘迫综合征时可出现肺水肿、肺出血和肺透明膜形成等病理变化。

【临床表现】

AP常在饱食或饮酒后发生，但仍有部分患者无诱因可循，其临床表现和病情轻重取决于病因、病理类型和诊治是否及时。老年AP的临床表现与青壮年人基本相同，但老年AP仍有其特点，临床表现以腹痛、腹胀、发热、黄疸及腹腔积液较多见，多数以程度不等的腹痛为首发症状，而个别患者以严重腹胀为首发症状，易误诊为肠梗阻。

1.症状

（1）腹痛：程度轻重不一，呈持续性，可有阵发性加剧，进食可加重，多在中上腹，可向腰背部放射，弯腰抱膝位可减轻疼痛。水肿型胰腺炎腹痛3～5日即缓解。坏死性胰腺炎病情发展快，腹部剧痛延续较长，可引起全腹痛。老年患者对疼痛刺激不敏感，身体应激反应下降，加之消化道功能减退，胃肠蠕动减慢等原因，腹痛常不典型，多数为胀痛或钝痛，不能为一般胃肠解痉药缓解。

一般认为无腹痛的老年AP相对较非老年人多见。

（2）恶心、呕吐及腹胀：吐出食物和胆汁，吐后腹胀不减轻，呕吐频繁可出现代谢性碱中毒，重者还可出现代谢性酸中毒、低钾血症、低钙血症。可有腹胀，肠鸣音减弱多见，甚至出现肠麻痹、麻痹性肠梗阻。有些呕吐的发作特点与病因有一定的关系，酒精性胰腺炎者的呕吐常于腹痛时出现，胆源性胰腺炎者的呕吐常于腹痛发生之后。

（3）发热：多有中度以上发热，老年人体温超过38.5℃者较少，近50%发热不明显，可能与老年人体温中枢对炎症的反应能力减退有关。持续发热1周以上不退或逐日升高、白细胞计数升高者应惕有继发感染，如胰腺脓肿或胆道感染等。

（4）低血压或休克：常发生在重症胰腺炎，患者表现烦躁不安、皮肤苍白、湿冷、呈花斑状、脉细弱、血压下降，少数严重者可在发病后短期内死亡。

（5）黄疸：可于发病后1～2日出现，常为暂时性阻塞性黄疸，多在几日内消退。据统计，老年急性胰腺炎患者黄疸发生率为20.8%，明显高于非老年者。

（6）意识变化：国内有文献报道，老年AP患者有9.2%出现意识变化，且不仅见于出血坏死性胰腺炎，也可见于水肿型胰腺炎。

（7）伴随症状及并发症：一般来说，老年患者伴随症状多、并发症严重。老年患者常伴有胆石症、慢性阻塞性肺疾病、心血管疾病、糖尿病等，伴随疾病多，伴随症状复杂，病后出现的并发症以肺部感染、肝功能异常、消化道出血、肾功能不全、急性呼吸窘迫综合征等多见。

（8）少数患者伴有肝、肾功能一过性损害，血糖一过性升高及电解质紊乱，经治疗多数随AP的治愈而恢复正常。因此，老年AP的严重性在于有多个器官功能已有衰退时更易发生多器官功能衰退，并成为主要的死亡原因。

2.体征

（1）急性水肿型胰腺炎：患者腹部体征较轻，可出现上腹正中轻压痛，往往与主诉腹痛程度不相符，无肌紧张和反跳痛。老年AP的部分患者无明显腹部体征。

（2）急性出血坏死型胰腺炎：上腹或全腹压痛明显，伴有腹肌紧张、反跳痛、肠鸣音减弱或消失，可出现移动性浊音。并发脓肿时扪及有明显压痛的腹部包块，伴麻痹性肠梗阻时可有明显腹胀，腹腔积液多呈血性，腹腔积液中淀粉酶明显升高，少数患者两侧肋腹部呈暗灰蓝色，称为GreyTumer征。脐周围或下腹壁皮肤发蓝的体征，称为卡伦（Cullen）征，由胰酶、坏死组织及出血沿腹膜间隙与肌层渗入腹壁下所致。胆总管受压，可出现黄疸。后期出现黄疸常由于并发胰腺脓肿或假性囊肿压迫胆总管或肝细胞损害所致。

3.并发症　急性水肿型胰腺炎一般很少有并发症，而出血坏死型常出现多种并发症。

（1）局部并发症：①腹腔或腹膜后脓肿：胰酶渗漏至胰腺周围组织引起胰周含酶液体积聚，可为局限性或弥漫性。多见于重症胰腺炎，感染的胰腺周围脓肿边界不清，常位于体尾部前面，35%位于头尾部后面。若病程2周以上，发热，发冷，白细胞计数持续升高，应考虑到并发腹腔内或腹膜后脓肿的可能。②假性囊肿：由胰液和液化的坏死组织在胰腺内或其周围包裹所致，常在发病后3～4周形成。囊肿通常位于胰体尾部，在小网膜腔内，胃与结肠之间，胃与肝之间或横结肠系膜之间。囊壁无上皮，仅见坏死组织和纤维组织，囊肿穿破可导致胰源性腹水。

（2）全身并发症：①消化道出血：上消化道出血是由应激性溃疡或黏膜糜烂，或胃黏膜下多发性脓肿所致。下消化道出血可由于胰腺坏死穿透横结肠所致，预后极差。②败血症及真菌感染：早期以革兰氏阴性杆菌为主，后期常为混合菌，败血症常与胰腺脓肿同时存在，严重者机体抵抗力极低，加上大量使用抗生素，极易产生真菌感染。③多器官功能衰竭：如并发急性呼吸窘迫综合征、急性肾衰竭、循环功能衰竭、胰性脑病、DIC等。④慢性胰腺炎：由于胰腺腺泡大量破坏，并发胰腺外分泌功能不全，少数病例演变成慢性胰腺炎。⑤糖尿病：重症胰腺炎由于胰岛细胞遭到破坏，胰岛素分泌减少，多为暂时性，少数可出现永久性糖尿病。

临床上如果老年人出现腹胀、呕吐、不明原因的休克、不明原因的发热、伴或不伴黄疸，均要引起重视，要警惕胰腺炎的可能，尤其对有胆系疾病的老年患者，即使血淀粉酶和血脂肪酶升高明显者也应谨慎分析病情，观察腹部体征、全身情况和病情变化，及时做腹部超声或CT检查，及早做出急性胰腺炎的诊断。

【辅助检查】

1. 血白细胞检查　白细胞总数、中性粒细胞轻中度升高，80%的患者白细胞计数在 $10\sim25\times10^9$/L，严重者出现核左移。

2. 血清淀粉酶测定　血清淀粉酶多数轻中度升高。血清淀粉酶测定是诊断急性胰腺炎最泛应用的实验室检查。一般血淀粉酶在发病后4～8h开始上升，超过500Somogyi单位（比色法，Somogyi单位/dL=0.54×U/L）可确诊，＞350Somogyi单位应考虑本病。18～24h达高峰，持续3～5日后逐渐下降，7日内恢复正常。若1周后持续有血清淀粉酶的升高，应考虑有局部并发症的可能，如胰腺假性囊肿、胰腺坏死或胰腺脓肿等。需要注意的是血淀粉酶的升高程度与AP病情的严重程度不一定平行。有些SAP患者血淀粉酶可仅有轻度升高，甚至可以是正常。有些患者升高的淀粉酶可很快降低，到医院诊治时已降至正常，有些患者由于胰腺的广泛坏死或胰腺长期的慢性炎症，不能产生足够的淀粉酶，导致胰腺炎在急性发作时血淀粉酶不升高。因此，血淀粉酶正常并不完全排除AP的诊断。另外，高脂血症引起的AP，可能由于血中存在淀粉酶活性的抑制药，血淀粉酶也可能升高。

3. 尿淀粉酶测定　尿淀粉酶的测定也是AP的一个敏感指标。尿淀粉酶升高比血淀酶增高为迟，一般在发病后12～24h，但持续时间比血淀粉酶长，可持续1～2周，其升高的幅度也较血淀粉酶高，每小时排量超过500～1000Somogyi单位有诊断价值。

4. 淀粉酶-肌酐清除率比值（Cam/Ccr）测定　Cam/Ccr可反映肾脏清除淀粉酶的能力，并不是诊断AP的特异和灵敏的指标。比值的增高与否有助于鉴别高淀粉酶的病因，但Cam/Ccr比值增高也可见于慢性肾衰竭、糖尿病酮症及严重灼伤时。临床上可用于两种情况：①在血淀粉酶迅速恢复正常时。②高脂血症诱发AP而血淀粉酶不升高时。

5.血脂肪酶的测定　胰腺炎时脂肪酶迅速反流入血中，脂肪酶增高较晚于淀粉酶的增高，一般发病后72～96h始达高峰，且持续升高的时间超过血淀粉酶，可持续5～10日方恢复正常，其特异性亦相对较血淀粉酶高。

6.生化检查　暂时性血糖升高常见，持久的空腹血糖升高＞10mmol/L提示预后不良。高胆红素血症亦多为暂时性升高，可于发病后4～7日恢复至正常。血清AST、LDH可增高，其他肝功能试验亦可异常。AP患者常发生低钙血症，通常低于2.12mmol/L。血钙低于1.75mmol/L见于重症胰腺炎患者。血钙常可作为判断胰腺炎严重程度的参考指标。

7.C反应蛋白　C反应蛋白检测有助于估计AP的严重性，C反应蛋白＞250mg/L提示广泛的胰腺坏死。

8.其他　严重病例可有低氧血症、人血白蛋白降低，血尿素氮升高和出现凝血机制异常等往往提示预后差。

9.影像学检查　轻型患者早期胰腺改变不明显，过早进行影像学检查不容易发现，而时间过长，则轻型患者胰腺病变可能已经恢复，也可能造成假阴性结果。有报道认为，影像学检查以24～72h阳性率最高。重型患者的影像学改变明显。

（1）X线检查：①腹平片：可见胰腺钙化，"哨兵襻"和"结肠切割征"为胰腺炎的间接指标。腹腔积液时可见弥漫性模糊影，腰大肌边缘不清。可发现肠麻痹或麻痹性肠梗阻。②胸部X线片：急性胰腺炎肺部改变常位于下颌，少数可发生纵隔脓肿或假性囊肿。常见肺部并发症有胸腔积液、横膈抬高、肺不张、肺间质炎、肺水肿、休克肺等表现。③胆胰管造影：目的是排除胆石病、胆囊及胆道的炎症，包括口服胆囊造影、静脉胆道造影、PTC、经内镜逆行胆胰管成像（ERCP）等。

（2）超声检查：超声对胆系疾病的诊断具有较高的准确率，应是胆源性胰腺炎的首选检查方法。对胰腺炎并发症和是否合并胆系结石或胆囊炎的诊断有价值。AP二维超声检查可见胰腺弥漫性肿大，以前后径增加为主。个别为局限性肿大，多见于胰头和胰尾，胰腺体积肿大与胰头副胰管或胰尾胰管梗阻形成局限性炎症有关。胰内及胰周围回声异常，水肿型为均一的低回声，出血坏死型内部呈高低混合回声，有液化和钙化灶。少数急性水肿型胰腺炎的声像图可无明显改变。轻型炎症时，边缘整齐，形态规则，重症时边缘模糊不清，形态不规则，胰与周围组织分界不清。胰管轻度扩张或不扩张，当胰液外漏时扩张可消失或减轻。积液常见于胰周、小网膜囊、肾前旁间隙、腹腔、盆腔、胸腔。假性囊肿多发生于胰周或胰内。胰腺脓肿时胰腺正常结构消失，内部呈不均匀的混合回声，是最严重的局部并发症之一。做彩色多普勒超声检查时，由于急性炎症的渗出和肠气干扰，胰内部血流显示更加困难。脓肿坏死区血流完全消失。

超声内镜检查比体外超声检查能更敏感地发现胰腺肿大，回声减低，实质内坏死区和胰周液性暗区。超声检查的诊断意义在于患者腹部疼痛的剧烈程度和胰淀粉酶的水平不一定与病情一致，但声像学表现反映病情的轻重，其变化越大，病变越严重。超声是病情观察不可缺少的量化指标，声像学表现可反映病情的转归。随着胰腺炎的发展，胰腺声像发生变化，随着胰腺炎的治愈，声像恢复至正常，迟迟不能恢复正常者提示转为慢性或留有后遗症。超声检查可作为轻型和重型胰腺炎的鉴别手段之一，超声对急性水肿性胰腺炎的诊断率可达78%～92%，对坏死性胰腺炎的诊断率达89%～92%。超声检查还可以用于鉴别急性胰腺炎和慢性发作性胰腺炎，超声检查对于发现胰腺炎发作的诱因和胰腺炎所致的并发症包括胆囊炎、胆结石、胰腺假性囊肿、脾静脉炎等以指导进一步治疗起着重要的作用。

老年患者胰腺纤维组织增生及体积缩小，使声像图不具典型性。国内学者报道，B型超声对老年急性胰腺炎诊断的符合率约为55.9%，不如对成年人敏感，其原因可能是老年人胰腺的萎缩与脂肪浸润日趋明显、实质回声因纤维组织增生而增强，胰腺个体差异较大，而且由于随着年龄增长，胰腺本身有一定萎缩。因此，对单纯胰腺肿大的病例，如果肿大不是非常明显，不可轻易排除急性胰腺炎，需结合临床动态观察分析。

（3）内镜逆行胰胆管成像：因ERCP可诱发注射性胰腺炎，以往将急性胰腺炎列为禁忌证。现在认为急症（急性发作后72h内）行ERCP和内镜下括约肌切开术（EST）等操作可明显加快急性重症胆源性胰腺炎患者的病情痊愈，而对轻型者可无明显效果。有研究表明对老年患者必要时行ERCP并不增加并发症发生率，而且对有胆石嵌顿的患者施行乳头括约肌切开，还能减少并发症，提高生存率。

急性坏死性胰腺炎的ERCP表现，Gbhardt等描述四种不同的类型：①主胰管正常的单纯性胰腺周围炎。②局灶性主胰管中断的胰周围炎伴局部瘘管形成。③弥散性实质性斑片状全胰腺坏死。④胰头主胰管破裂伴坏死穿孔。

此外，ERCP还可用于其他胰周疾病的鉴别诊断，特别是在B型超声和CT检查提示有局部增厚时，注意观察胰管的分布、走向，有助于分析增厚的原因。

（4）CT检查；CT检查对胰腺炎的诊断极有价值，可了解胰腺病变的性质、部位和范围，发现胰腺周围侵犯的情况，且不因患者肥胖或胃肠道积气而影响诊断的准确性。因此，对急腹症患者临床上怀疑胰腺炎时，只要病情允许，应首选CT检查。

诊断胰腺坏死CT通常作为金标准，尤其增强CT是诊断AP最佳的影像检查。重症胰腺炎早期即可出现胰腺改变及胰腺周围积液等，CT检查对重症患者的分级、病情及预后评估具有较大的价值。重症胰腺炎早期影像学不一定能发现坏死，因此，对于一个明确诊断的AP患者应依病情定期进行影像学复查，以便及时发现坏死，准确评价病情和预后。

CT对胰腺炎的严重程度、附近器官是否累及可提供详细资料，对鉴别水肿型和出血坏死型胰腺炎有较大的价值。其主要表现如下：①胰腺肿胀：是AP的最基本特征。表现为体积增大，密度减低，可局限在局部，也可波及全胰。水肿型可见胰腺非特异性增大和增厚，胰周围边缘不规则。②胰腺坏死：可见散在点状、斑片状及大片低密度影（或低回声或回声不均匀），胰腺轮廓模糊，脂肪消失，如有出血可见高密度影夹杂在低密度影中，CT增强时坏死区不强化或强化减弱。③胰腺周围间隙积液：积液间隙可以是一个或多个，液体聚积常见的解剖间隙包括小网膜囊、左肾旁前间隙横结肠系膜处，严重者可出现腹腔积液。出血坏死型可见肾周围区消失，网膜囊和网膜脂肪变性，密度增厚，胸腹腔积液，增强后坏死区强化不明显。

动态增强CT扫描可作为判断急性胰腺炎预后的标准，Balthazar根据胰腺实质的坏死程度和胰周侵犯的CT征象进行分级判断。

Balthazar CT分级如下：

A级：胰腺显示正常。

B级：胰腺局限性或弥漫性增大（包括轮廓不规则、胰管扩张、局限性积液）。

C级：除B级病变外，还有胰周的炎症改变。

D级：除胰腺病变外，胰腺有单发性积液区。

E级：胰腺或胰周有2个或多个积液积气区。

（5）MRI检查：较CT无明显优越性，轻症胰腺炎，在MRI上可表现为正常信号，随病变加重，胰腺可显示为局部或整体增大，并伴有胰周积液，胰周积液在TW_1呈低信号，胰腺水肿和坏死时，T_2W_1上呈高信号，当胰腺炎发展出现出血或坏死时，在TW的脂肪抑制上，前者呈高信号，后者呈低信号。胰腺假性囊肿在TW_1上为低信号，在TW上表现为均匀的高信号，增强后为无强化的低信号。

10.心电图检查　坏死的胰腺组织释放心肌抑制因子，可导致心电图上出现ST段和T波的异常改变，个别可出现类似心肌梗死的图形。因电解质紊乱、迷走神经的影响，部分病例可出现各种严重的心律失常。

【诊断与鉴别诊断】

1.诊断　AP的诊断，尤其是SAP的诊断有很多种标准，主要有以下几种：

（1）如有下列情况的急腹症要考虑SAP：①有腹膜炎的体征；②WBO $\geq 15.0 \times 10^9$/L ③血淀粉酶增高。④出现肺、胸膜反应。⑤有或无休克。同时做腹腔穿刺抽液，抽出血性腹腔积液并测得淀粉酶高于正常可确诊。文献报道阳性率达82.2%。

（2）伴有下列4项之2项可诊断为SAP：①血、尿淀粉酶增高。②血性腹腔积液，淀粉酶增高。③难治性休克及单个或多个器官损害。④B型超声或CT检查示胰腺肿大，质不均，胰外有浸润。

（3）由于SAP病程发展险恶且复杂，国内外提出多种评分系统用于病情严重性及预后的预测，其中关键是在发病48h或72h内密切检测病情和实验室检查的变化，综合评判。

（4）结合Ranson等提出11项标准和我国实际情况，国内有些学者提出以下重症胰腺炎较早期的判断标准：年龄在60岁以上、体温超过39℃、白细胞总数<16×10^9/L，血细胞比容下降≤10%、休克、腹膜炎、黄疸、血性腹腔积液、血钙低于10.75mmol/L、血清正铁血红蛋白阳性。

（5）CT诊断SAP的计分法：①全胰腺水肿。②肠系膜脂肪水肿。③肾周围脂肪水肿。④肠管膨胀。⑤腹腔内液体。⑥胸膜腔积液。

其中每项1分，若>4分即可诊断为SAP。若需确定胰腺坏死的范围，则需做增强CT，其CT值与主动脉CT值之比<50可肯定胰腺坏死，坏死的程度和感染的发生成正相关。

（6）老年SAP的诊断注意事项：由于老年SAP受生理特点限制，临床症状和体征与本病进展不相吻合，因此，临床上如遇下列情况的老年人要高度怀疑SAP可能：①剧烈胆绞痛后出现上腹持续性疼痛；②不明原因的休克伴有腹痛、腹胀、呕吐；③腹痛伴脑功能障碍；④腹痛、腹胀并胸腔积液、腹腔积液。

另有人提出，对已诊断为AP的老年患者如出现以下情况应高度怀疑SAP的可能：①全腹压痛、反跳痛及肌紧张，腹胀明显，肠鸣音减弱或消失。②有胰外器官损伤。

2.鉴别诊断　老年AP常需与胃十二指肠溃疡穿孔、急性阑尾炎、肠梗阻、胆道疾病、肠系膜血管栓塞、心绞痛或心肌梗死、急性胃肠炎等多种疾病鉴别。老年人反应较迟钝，病史常叙述不清，症状与体征往往不相符，且通常有多种疾病并存，多种疾病可能仅表现为同一症状或体征，或症状体征复杂。只有通过仔细询问病史、全面体检、配合相关的医技检查，全面分析，仔细进行鉴别，才能做出正确的判断。

（1）胆囊炎与胆石症：一般有典型的胆绞痛，疼痛多在右上腹，呈绞痛样发作，并向右肩放射，Murphy征阳性，右上腹有压痛及反跳痛，偶有肌紧张，发作时可出现黄疸、发热，血及尿淀粉酶可轻度升高。B型超声和CT检查可以帮助鉴别。

（2）消化性溃疡穿孔：多有溃疡病史，发病急，腹痛剧烈，腹肌板样强直，肝浊音界消失，血清淀粉酶正常或稍高。X线透视下可见膈下游离气体。

（3）急性肠梗阻：阵发性腹部剧痛，多位于脐周，有肠蠕动波及肠鸣音亢进，可见肠型，血淀粉酶可轻度升高。腹部X线平片可见气液平面。

（4）急性胃肠炎：有饮食不洁史，阵发性腹痛伴恶心、呕吐和（或）腹泻，腹壁柔软，无明显触痛，肠鸣音正常或亢进。

（5）肠系膜血管栓塞：老年人或心脏病患者多见，发病急，可出现腹痛、腹胀、便血、血性腔积液、腹膜刺激征、休克等表现，血清和腹腔积液淀粉酶可轻度升高，腹腔动脉造影可显示血管阻塞征象。

（6）心绞痛或心肌梗死：常有冠心病史，突然发生心前区压迫感或疼痛，有时疼痛可位于上腹部，类似急性胰腺炎。血尿淀粉酶正常，心电图表现心肌缺血或心肌梗死图像。心肌梗死时心肌肌酸肌酶、天冬氨酸转氨酶、乳酸脱氢酶等升高。

（7）其他：肾绞痛、肺底肺炎等均可引起上腹部疼痛，临床要根据各个疾病特点可以鉴别。

【治疗】

老年AP的治疗原则与青壮年基本相同，主要是密切观察病情变化、注意生命体征、随时调整治疗。对轻型胰腺炎主要以内科治疗为主，对重型及出血坏死型胰腺炎需外科辅助治疗。

1.内科治疗　主要包括禁食和胃肠减压、用酶的抑制剂减少胰酶分泌、防止继发感染及营养支持等，通过积极内科综合治疗，能够成功改善SAP患者的预后。

（1）禁食和胃肠减压：可避免食物及胃酸刺激胰腺分泌，减少胃肠胀气。对较重的AP患者应常规禁食5～7日，危重患者可适当延长。老年患者由于耐受性差，禁食时间不宜过长。对有明显恶心、呕吐或腹胀者应予以胃肠减压，但不列为常规，留置胃管可引起或加重呼吸道感染对老年人极为不利。

（2）抑制胰酶分泌的药物：①抗胆碱能药：常用，既可抑制胃酸分泌，又能解除Oddi括约肌痉挛，虽然对其疗效尚有争议，但大部分研究认为，早期应用能减少胰腺炎损伤和酶的升高，有利于病情恢复。常用阿托品0.5mg肌内注射，溴丙胺太林15mg，每日4次，用时应注意这些药物的不良反应：心动过速、尿潴留和肠麻痹。②生长抑素的使用：生长抑素可以直接或间接抑制胰酶分泌，松弛胆道括约肌，降低胰管压力，减少胰液由胰管内进入胰腺组织，从而减轻胰腺自身消化，而且生长抑素对细胞有直接保护作用。多年来，国内一直在临床应用生长抑素及其类似物治疗SAP，从文献报道显示有显著的疗效，早期使用足量的生长抑素，不仅有预防和控制感染作用，利于控制病变的发展，预防及减少术后胰瘘的产生，并可降低SAP并发症发生率及病死率，但国外也有临床研究结果不尽一致的报道。

（3）抑制胰酶活性的药物：各种抑肽酶可以抑制胰酶活性，是治疗胰腺炎的理想药物，早期应用可减轻胰腺损伤。一般主张早期大量静脉滴注，不仅可以控制炎症进展，还能挽救休克。应用较多的胰酶抑制剂有抑肽酶和加贝酯。

抑肽酶为广谱蛋白酶抑制药，其作用机制主要有：①抑制胰蛋白酶、糜蛋白酶，阻止纤维蛋白酶原及胰蛋白酶原自身的激活。②抑制纤维蛋白溶酶和纤维蛋白溶酶原的激活因子，从而阻止纤维蛋白溶解引起的急性出血。③抑制激肽释放酶，从而抑制其舒张血管，增加毛细血管通透性，降低血压的作用。

常用剂量为10万～20万U静脉滴注，每日2次。加贝酯可抑制胰蛋白酶、激肽释放酶、纤维蛋白溶酶、凝血酶等蛋白酶的活性。应用剂量为每日100～300mg缓慢静脉滴注，一般无特殊反应，滴注过快能引起血管疼痛、静脉炎，甚至血压下降，少数有恶心或皮疹。

一种新的蛋白酶抑制剂Nafamstat，有抑制胰蛋白酶、凝血酶、纤维蛋白溶酶、磷脂酶A2的作用。有人对急性胰腺炎发病4h后静脉用加贝酯与静脉或局部肠系膜动脉内注Namsat的疗效进行比较，结果是仅静脉用Namstat可明显降低过氧化酶和肺中毛细血管的漏出液，局部肠系膜动脉输注Namastat也可明显降低腹膜毛细血管的漏出液和胰腺的炎症，认为Namstat比加贝酯的效果更好。

（4）镇痛与止痛：镇痛为本病的主要症状，对于老年患者而言，剧烈的痛不但影响病情恢复，甚至可能影响心功能，必须及早控制，有效止痛可防止休克并减少胰腺分泌。可用地西泮和哌替啶，达到镇静与止痛作用。疼痛严重时，可联合用哌替啶和阿托品，必要时可重复使用。

（5）抗生素的应用：AP可继发细菌感染，使病情加重，及时、合理地治疗感染能改善预后。老年急性胰腺炎以胆源性最常见，而且老年人抵抗力差，容易发生多种感染，因此对老年患者主张常规应用抗生素。对于确诊重症胰腺炎或怀疑重症胰腺炎的患者，主张预防性使用广谱抗生素。有报道称，预防应用抗生素能降低总的死亡率和感染的并发症。有学者提出抗生素的应用应遵循：抗菌谱为革兰氏阴性菌和厌氧菌为主，脂溶性强、有效通过血-胰屏障的原则，临床上多选用甲硝唑联合喹诺酮类药物为一线用药。但国外有文献认为，联合应用环丙沙唑和甲硝唑并未降低胰腺的感染率，疗效不佳时可改用伊美匹能或根据药物敏感试验结果选用。日本的胰腺炎指南推荐有胰腺坏死者应用亚胺培南（泰能），国内指南推荐应用疗程为7～14日，若有特殊情况可延长。由于在接受预防性应用抗生素治疗的患者中时有发生真菌二重感染的报道，国外有资料推荐将抗生素应用时间限制在5～7日以防止真菌感染的发生，目前尚不主张预防性应用抗真菌药物。

（6）激素的应用：皮质类固醇激素，在发生严重并发症时才使用。有报道称地塞米松能抑制多种炎症介质，防止血小板聚积及微血栓形成，阻止轻型向重型转化。国内外学者主张"早（早用）、短（短期）、大（大剂量）"的三字原则，但激素可降低抗感染的能力，使血糖升高，要慎重应用。

（7）营养支持：AP患者代谢旺盛，消耗很多，应及时予以胃肠外营养以维持热量及能量的供应，待病情稳定后再予以适量的胃肠道内营养。上海瑞金医院提出AP患者营养支持治疗的原则：多数轻型、无并发症的胰腺炎患者可不必应用营养支持治疗；中、重度患者则应早期营养支持治疗：初期的营养支持应选择肠道外途径，逐步过渡到肠道内营养。

（8）严密监测心、肺功能和水、电解质及酸碱平衡：治疗过程中动态观察病情变化，密切监控伴发的重症胆管炎、坏疽性胆囊炎或结石梗阻性胆源性胰腺炎等并发症以及感染性胰腺坏死、胰腺脓肿、大血管溃烂出血、胃肠瘘等局部并发症，在维持重要脏器功能前提下，需及时行内镜介入，甚至行开腹手术。

（9）中西医结合治疗：多数学者肯定单纯西医治疗AP时，在防治感染、抑制胰液分泌、减少胃肠道分泌等方面的作用，但有学者认为，其在改善胃肠功能、改善全身症状、促进胰腺修复方面尚有不足之处。

（10）中医外治法。①中药灌肠：如生大黄灌肠，可有效防止肠道菌群的移位、保护肠功能、防止肠功能衰竭。适用于腹胀、腹腔积液较多的患者。②外敷法：如芒硝外敷，可缓解局部肿胀和疼痛。

2.手术治疗　对胆石性胰腺炎患者住院早期即做胆囊切除，不仅能减少再发胰腺炎的危险，而且能缩短住院时间。对有胆道梗阻患者应积极行内镜下十二指肠乳头切开、引流或胆囊切除术，对有手术适应证的老年AP患者应先行手术。手术治疗能提高生存率，但因老年人愈合能力差，引流管的拔除应适当推迟。

手术一般适用于以下情况：急性出血坏死型胰腺炎经内科综合治疗无明显疗效或逐渐加重；可疑病例，不能除外溃疡穿孔或其他原因的急腹症；AP合并胰腺脓肿或假性胆囊等并发症者。

（于娟娟　李思侠　张文靓　杜玲玲　王相璞　李志燕　郭　玲）

第八章 糖尿病慢性并发症

糖尿病慢性并发症主要累及血管，已成为糖尿病致残、致死的最主要原因。其基本病理改变为动脉硬化和微血管病变。病变累及非常广泛，不论大、中、小动脉，毛细血管和静脉均可受累。糖尿病微血管并发症包括糖尿病肾病、视网膜病变和神经病变等，同高血糖密切相关，为糖尿病所特有。糖尿病大血管并发症包括冠心病、脑血管疾病和周围血管疾病等，除高血糖外，还同血脂异常、高血压、肥胖、高凝状态等其他危险因素密切相关。

第一节 糖尿病眼部并发症

糖尿病眼部并发症可累及眼部结构的每一部分，包括结膜、角膜、虹膜、晶状体、视网膜、视神经、眼外肌、眼眶及附近结构等。

一、糖尿病视网膜病变

糖尿病视网膜病变（diabetic retinopathy，DR）是糖尿病最常见的眼部并发症，是成年人致盲的最重要原因之一。

【诊断标准】

临床表现及分期：DR随病程延长而发生、发展并逐渐恶化，呈进行性发展过程，临床上常与不同程度的糖尿病肾病和神经病变同时存在，患者视力是否受损及受损状况主要取决于黄斑部位是否受累以及累及情况。

糖尿病黄斑水肿（diabetic retinopathy，DME）依据病变程度分为两类：无或有明显的DME。如果存在DME，可再分为轻度、中度和重度三级。对视网膜增厚需做三维检查，在散瞳下裂隙灯活体显微镜检查或眼底立体照相。

糖尿病黄斑水肿分级：①无明显糖尿病黄斑水肿：后极部无明显视网膜增厚或硬

性渗出。②有明显糖尿病黄斑水肿：后极部有明显视网膜增厚或硬性渗出。③轻度：后极部存在部分视网膜增厚或硬性渗出，但远离黄斑中心。④中度；视网膜增厚或硬性渗出接近黄斑但未涉及黄斑中心。⑤重度：视网膜增厚或硬性渗出涉及黄斑中心。

糖尿病患者一经确诊，医师即应告知糖尿病患者可能会造成视网膜损害以及首次接受眼科检查和随诊的时间。

成年人和10岁及以上的儿童1型糖尿病患者在糖尿病发病后的3年内，应接受初次的由眼科专家或验光师在散瞳条件下进行的综合眼科检查。2型糖尿病患者确诊后即应尽早接受初次的由眼科专家或验光师在散瞳条件下进行的综合眼科检查。此后，1型糖尿病和2型糖尿病患者均应每年接受眼科专家或验光师的检查。

临床随访主要观察指标应包括全身指标和眼部指标。全身指标包括糖尿病病程、血糖（含糖化血红蛋白）、血脂、血压、肥胖程度、肾病及用药史等；眼部指标包括视力、眼压、房角、眼底（微血管瘤、视网膜内出血、硬性渗出、棉绒斑、视网膜内异常、静脉异常、新生血管、玻璃体积血、视网膜前出血、纤维增生）等。

【治疗原则】

1.全身治疗

（1）控制血糖：严格控制血糖，以延缓DR的进展或使之得以缓解和改善。

（2）控制血压：良好的血压控制可延缓DR的进展。

（3）控制血脂：血脂异常同DR的发生、发展密切相关。

（4）抗血小板治疗：有研究提示，阿司匹林和克立得可能延缓DR的进展。

2.局部治疗　激光治疗是糖尿病增殖性视网膜病变的首选治疗，也是治疗DR的最有效疗法。对增殖性糖尿病视网膜病变，当视网膜出血或新生血管出血，在视网膜表面形成薄膜、机化膜或条索时，可做玻璃体切割治疗。

（1）正常眼底和极轻度的NPDR：眼底正常的糖尿病患者，每年有5%～10%的人会出现DR。因此，对于眼镜检查正常或仅有极轻度NPDR（仅有几个微血管瘤）的糖尿病患者，可暂不做处理，但应每年复查1次。

（2）轻度和中度的NPDR：这部分患者除了微血管瘤，还会出现硬性渗出和出血斑，但程度比重度NPDR轻。对于此类患者，如果没有出现有临床意义的黄斑水肿（CSME）的症状和体征（如视物变形、明显的视力下降），应在6～12个月内复查。此期可进行彩色眼底照相作为将来对比时的参考资料。一旦出现黄斑水肿（特别是

CSME），需行彩色眼底照相、眼底荧光血管造影（FFA）与光学相干断层扫描（optical coherence tomography，OCT）检查。

根据早期治疗DR研究（ETDRS）的结果，CSME定义为具有下列各项的任何一项：①黄斑中心凹500μm内视网膜增厚；②黄斑中心凹500μm内出现硬性渗出，并且与邻近的视网膜增厚相关；③一处或多处超过1个视盘直径的视网膜增厚，且距离黄斑中心凹<1个视盘直径。

（3）重度NPDR：重度NPDR发展为增殖型DR（PDR）的危险性很高，50%重度NPDR患者会在1年内发展为PDR。因此，应当每2～4个月进行复查，检查时强调FFA，以确定无灌注区和检眼镜下无法看到的新生血管。

对于重度NPDR的2型糖尿病患者，早期接受全视网膜光凝的效果要好于1型糖尿病患者。DR研究中，提出了高危PDR概念，其特征包括：①距视盘1个视盘直径范围内有新生血管，面积>1/3个视盘；②玻璃体积血或视网膜前出血，并伴有范围不广泛的视盘或者视网膜其他部位新生血管，面积≥1/2个视盘。

当重度NPDR患者的视网膜病变接近高危PDR时，应立即行全视网膜光凝。光凝完成后应每隔2～4个月随诊1次。但是，如果患者存在CSME，应该先采用局部或者格栅样光凝治疗黄斑水肿，然后再进行全视网膜光凝，以避免全视网膜光凝加重黄斑水肿，导致视力进一步下降；对于有牵拉的CSME，可实施玻璃体切割手术。

（4）PDR：DR患者一旦进入此期，如屈光间质条件允许（白内障、玻璃体积血没有明显影响眼底观察）应立即行全视网膜光凝。如前所述，如存在黄斑水肿应该先采用局部或者格栅样光凝治疗黄斑水肿，然后再进行全视网膜光凝，或者全视网膜光凝与局部光凝治疗同时进行，以避免全视网膜光凝加重黄斑水肿。

PDR患者如果玻璃体积血不吸收、视网膜前出现纤维增殖，甚至导致牵拉性视网膜脱离，应行玻璃体切割手术。此外，对于新生血管活跃（如出现虹膜红变）的患者，可联合使用抗血管内皮生长孢子的单克隆抗体。

DR引起的黄斑水肿，分为弥漫型和局部型两类。一般而言，局部型黄斑水肿主要是由于微动瘤和扩张的视网膜毛细血管的局部渗漏造成，可以采用对微动脉瘤的直接光凝；一旦出现弥漫性黄水肿，需要考虑黄斑区的格栅样光凝，并在2～4个月内进行复查。

二、白内障

糖尿病患者可出现晶状体浑浊并导致视力下降。糖尿病性白内障是糖尿病患者中发病率仅次于视网膜病变的眼部病变。

【诊断标准】

1.糖尿病性白内障　糖尿病性白内障又称真性糖尿病性白内障，比较少见，多发生于血糖控制不良的青少年糖尿病患者。多呈双眼发病，进展迅速，可在数周或数月内进展至晶体全浑浊。糖尿病高渗昏迷时，也可引起暂时性晶状体浑浊，甚至全浑浊。

2.一般性白内障　糖尿病患者中一般性白内障的发生率比同年龄组正常人高，病程长者发生率更高。其形态与一般老年性或年轻性白内障相同。

（1）皮质性白内障：初起期表现为晶体皮质周边部楔形灰白色浑浊并逐渐增多，全部或大部分灰白色浑浊，适宜手术。

（2）核性白内障：以晶体核部浑浊为首发表现。强光下瞳孔缩小，视力影响更明显。病情进展缓慢，可拖延数年后再行手术。各种类型白内障最后均发展为全浑浊。

【治疗原则】

目前尚没有任何药物可以使浑浊的晶状体重新再变为透明。早期病变可被控制，但发展到成熟或接近成熟时，可行白内障摘除术。对未成熟双侧白内障或核性白内障患者，如对生活和工作影响较大也可考虑手术治疗。随着人工晶体植入及白内障摘除手术技术水平的提高，手术时机可以相应提前。

第二节　糖尿病肾病

糖尿病肾病为糖尿病主要的微血管并发症，是导致糖尿病患者早发死亡的重要原因。高血糖可累及肾脏的所有结构，其中肾小球结节性硬化或弥漫性硬化与糖尿病高血糖关系最为密切，其余则非为糖尿病所特有。

【诊断标准】

糖尿病肾病分期：1型糖尿病肾病可分为5期，2型糖尿病肾病分期可参照该分期，但进展更快。

（1）I期：肾小球高滤过期。以肾小球滤过率（glomerular filtration rate，GFR）增高

和肾体积增大为特征。X线片或超声检查显示肾脏体积增大。本期尚未出现组织学改变，血压多为正常。

（2）Ⅱ期：静息期。静息状态，尿白蛋白排泄率（urinary albumin excretion rate，UAER）＜2μg/min或＜30mg/24h，运动后UAE增加，但休息后可恢复至正常水平。肾小球结构开始出现破坏，可见肾小球基膜（glomerular besement membrane，GBM）增厚和系膜基质增加。GFR多高于正常，血压多在正常水平。

（3）Ⅲ期：微量白蛋白尿期，又称早期糖尿病肾病期。主要表现为UAE持续在20～200μg/min（相当于30～300mg/24h）。GBM增厚和系膜基增加更加明显，已普遍出现结节性或弥漫性肾小球硬化改变，可见肾小球闭锁。GFR大致正常或升高，血压可在正常范围或开始升高。

（4）Ⅳ期：临床糖尿病肾病期。显性白蛋白尿，UAER＞200μg/min或＞0.5g/24h。病理检查肾小球病变更为显著，可见部分肾小球硬化、灶状肾小管萎缩及间质纤维化。GFR逐渐下降，可伴有水肿。几乎所有患者出现血压升高。

（5）Ⅴ期：肾功能衰竭期，即终末期肾病。尿蛋白继续增加，GFR持续下降，高血压和水肿等症状加重，最终达到尿毒症。可出现贫血、电解质紊乱和酸碱平衡失调。

糖尿病肾病没有特殊的临床和实验室表现。目前，主要是依据尿蛋白和肾功能检查而诊断早期尿病肾病，临床糖尿病肾病和终末期肾病。

应在6个月内连续3次检测UAE，如有2次测值达20～200μg/min，可诊断早期糖尿病肾病。UAE持续＞200μg/min或常规尿蛋白定量＞300mg/24h，可诊断为临床糖尿病肾病。

应加强对糖尿病肾病的筛查，对于病程5年以上的1型糖尿病患者及所有新诊断的2型糖尿病患者，均应该每年检测评估尿白蛋白排泄率。对于所有的成年糖尿病患者，不管其尿白蛋白排泄率为多少，均应至少每年检测血清肌酐。对糖尿病肾病应计算GFR，采用肾脏病膳食改良试验（MDRD）或Cockcrof-Gault（C-G）公式进行估算，并对慢性肾脏疾病（chronic kidney disease，CKD）进行分期。

必须指出，尿蛋白对诊断糖尿病肾病不具特异性。因此，糖尿病患者出现尿蛋白拟诊断糖尿病肾病时，需仔细排除其他可能引起尿蛋白的原因。

【治疗原则】

1.低蛋白饮食　肾功能正常者每日可摄入蛋白量0.8g/kg（体重）。当GFR下降后，应将每日蛋白摄入量控制在0.6～0.8g/kg（体重）。应以优质蛋白为主要蛋白质来源，避免用粗蛋白，以免因其生物利用度低反而增加肾脏负担。如蛋白摄入量<0.6/（kg体重·d），应适当补充复发α-酮酸制剂。

2.有效控制血糖　糖尿病肾病患者应首选从肾脏排泄较少的降糖药物。对出现严重肾功能不全的患者应改用胰岛素治疗。治疗中应注意密切防范低血糖。

3.控制高血压　一般情况下，对于非妊娠、18岁的糖尿病肾病患者应把血压控制在130/80mmHg以下。目前，降压药主张首选血管紧张素转化酶抑制剂（angiotensin converting enzyme inhibitor，ACEI）或血管紧张素Ⅱ受体阻滞剂（angioten-sin receptor blockers，ARB）。不仅降压安全有效，同时也能改善肾功能和减少UAE。采用ACEI或ARB血压控制未达标者可加用其他降压药物，如钙离子拮抗剂、β受体阻滞剂、利尿剂、α受体阻滞剂等。

4.调脂治疗　纠正血脂紊乱可延缓糖尿病肾病的发生和进展。

5.降低蛋白尿　糖尿病肾病患者，一旦出现微量白蛋白尿，则不论其是否出现血压升高，均可启动ACEI或ARB等肾素-血管紧张素系统（renin-angiotensin system，RAS）抑制剂治疗，以降低患者的尿白蛋白排泄率、对于血肌酐>265.2·umol/L的肾病患者不推荐使用RAS抑制剂治疗。

6.透析治疗和肾移植　对于肾衰竭患者，透析治疗和肾移植是唯一有效的办法；应尽早进行。

（1）透析治疗：一般GFR降至15～20mL/min或血清肌酐水平超过442umol/L时应积极启动透析。目前，糖尿病肾病的透析治疗主要包括血液透析和腹膜透析两种模式。

（2）肾或胰-肾联合移植：肾移植是治疗糖尿病肾病尿毒症的最佳选择，患者生活质量优于透析治疗，存活率更高。

在糖尿病肾病治疗过程中需注意以下几点：因肾功能受损患者胰岛素降解受损及排泄减慢，胰岛素的用量应酌情减少以免发生低血糖；注意监测并处理好钙、磷代谢紊乱；严格限制使用造影剂，肾毒性药物以及盐的摄入等。

第三节　糖尿病神经病变

糖尿病神经病变具有很高的发生率，可侵及神经系统的各个部位，包括中枢神经、脑神经、感觉神经、运动神经和自主神经。其发生风险同糖尿病病程、血糖控制状况、是否合并高血压、血脂异常、吸烟等其他危险因素密切相关。

【诊断标准】

（一）临床表现

1.对称性多发性周围神经病变　发病较缓慢，早期临床表现轻，如肢端无力、麻木不仁。部分患者出现双侧肢体对称性感觉障碍：痛觉过敏——针刺样或刀割样痛，夜间加重。触觉减退——对称性"手套"或"袜套"样感觉障碍。音叉震颤觉及位置觉减退或消失。

2.非对称性神经病变　一般发病急，以运动障碍为主。

（1）脑神经损害：脑神经受累少见，最常见动眼神经、外展神经及滑车神经受累，多为急性发病，可表现有瞳孔改变、上睑下垂、眼肌麻痹，也可伴有嗅、听觉减退和突聋等。一般6～12周可减轻或缓解。

（2）孤立的周围神经损害：上肢臂丛神经、正中神经最常受累。其次有胸长神经、尺神经。下肢以闭孔神经、坐骨神经受累较多见，多突然发病，表现有相应神经支配肌无力、疼痛、肌萎缩和麻木等，典型表现为突然出现"垂腕"或"垂足"。

3.自主神经病变　临床表现多种多样

（1）心血管系统：常表现为静息性心动过速或心率固定，不被 β 受体阻滞剂纠正。少数病例可见直立性低血压、无痛性心肌梗死，严重者可发生心搏骤停或猝死。

（2）胃肠道系统：可出现胃肠蠕动减慢，排空时间延长，表现为吞咽困难、胃部不适、恶心、呕吐、胃扩张、便秘与腹泻交替出现等。不同于炎症或胰源性腹泻，常为阵发性，可自行缓解，多发生在夜间。

（3）泌尿生殖系统：可见尿潴留，排空困难，残余尿增多，呈低张型神经性膀胱。偶有尿急、尿频或尿失禁，膀胱残余尿增多，易引发泌尿系感染。多伴有阳痿、月经失调、性冷淡等。

（4）体温调节和出汗改变：表现为肢体过冷、半身出汗，偶有非低血糖性夜间出汗。

4.混合性感觉运动性自主神经病变 患者常可出现感觉、运动和自主神经功能障碍同时受累，是糖尿病神经病变最常见类型。

5.糖尿病性脊髓病 较为少见，近年有人建议将糖尿病脊髓损害作为一种独立的神经并发症。

（1）脊髓型共济失调：主要侵及脊髓后根和后索，表现为步态不稳、走路有如踩棉花样感觉、闭目难立、双下肢深感觉明显减退，故也称感觉性共济失调。

（2）侧索硬化综合征：侧索损害表现为双下肢无力、肌张力增高、痉挛性步态、脑反射亢进，并可引出锥体束征如霍夫曼征（Hoffmann sign）、巴宾斯基征（Babinski sign）等。有些病例并发感觉性周围神经病变，检查可见远端型手套袜套样浅感觉减退等。后索损害以深感觉障碍为主，音叉振动觉、位置觉和关节运动觉减退或丧失，有踩棉花感，夜间行走困难。

（3）脊髓性肌萎缩：糖尿病下肢近端运动性神经病变。有报告糖尿病性神经源性肌萎缩有50%患者伴锥体束征，一般多见于老年患者，表现为近端肌群无力和萎缩，并有进行性加重。

6.脑部病变 病理观察发现脑组织病理改变多与小血管病变和微循环障碍有关。临床表现有多发性腔隙性脑梗死和多发性脑梗死，根据发生部位不同可见偏瘫、偏盲、失语、智力障碍及血管性痴呆等。

（二）检测

糖尿病神经病变既往主要依靠临床表现进行判断，一般要到病变较晚时才能发现。现今，由于对神经病变警觉性的提高，各种检查方法，如电生理检查（包括肌电图、运动和感觉传导速度、体感诱发电位、视觉和听觉诱发电位检查）；神经和肌肉活组织检查；超声检查和动脉造影等影像学及其他辅助检查的广泛应用，已能对糖尿病神经病变做出早期判断。

【治疗原则】

至今尚缺乏特异的治疗措施。其预后由于并发症的不同而有所不同。

1.对因治疗

（1）控制血糖：良好的血糖控制是预防和治疗糖尿病神经病变的基础。

（2）控制血压、血脂紊乱、高凝状态等其他代谢异常：有助于改善糖尿病神经病变。

（3）神经修复：可通过增强神经细胞内核酸、蛋白质及磷脂的合成，刺激神经轴突的再生，促进神经修复。

（4）抗氧化应激治疗：可通过抑制脂质过氧化，增加神经营养血管的血流量，增加神经钠钾ATP酶活性，保护血管内皮功能。

（5）改善微循环：通过改善微循环，提高神经细胞的血供及氧供。

（6）改善代谢紊乱：通过可逆性抑制醛糖还原酶而发挥作用。如醛糖还原酶抑制剂（ARI）等。

（7）神经营养：神经营养因子、肌醇、神经节苷酯和亚麻酸等类药物的使用可起到营养神经的作用。

2.对症治疗通常采用以下顺序治疗DPN患者的疼痛症状：甲钴胺和α-硫辛酸、传统抗惊厥药（丙谷氨酸钠和卡马西平等）、新一代抗惊厥药（普瑞巴林和加巴喷汀等）、度洛西汀、三环类抗抑郁药物（阿米替林、丙米嗪和新选择性5-羟色胺再摄取抑制剂西肽普兰等）。

（1）自发性疼痛严重者：一般止痛药常无效，可试用苯妥英钠或卡马西平100～200mg，每日3次，如症状不见改善，可用三环类药物，如丙米嗪夜间服，有时奏效。其次派奋乃静2mg或阿米替林10～30mg睡前服均能取得疗效。

（2）直立性低血压：应注意缓慢起立，穿弹力袜，必要时在膳食中适当增加食盐。这类患者要慎用利尿剂。

（3）胃肠神经系统病变：可用多潘立酮10mg，每日3次，饭前服用，以改善胃肠动力。女性患者长期服用可引起高催乳素血症，但停药后可恢复。对于腹泻、便秘或腹泻便秘交替等症状，可对症用药，如中药缓泻药物通便灵、麻仁滋脾丸等。至于腹泻，常有自行缓解趋势，可不急于治疗，轻者可用鞣酸蛋白、碱式碳酸铋，严重者可用小檗碱、洛哌丁胺、复方苯乙哌酸或小量可乐定等。

（4）神经性膀胱：需综合治疗，包括：①鼓励患者定时排尿；②按摩或压迫下腹帮助排尿；③给予胆碱能类药物以加强排尿肌功能；④对尿潴留残余尿多者可给予诺氟沙星等。

对严重排尿障碍、尿潴留者，可用针灸、按摩或新斯的明、酚苄明、甲氧氯普胺等药物治疗，必要时可行导尿、保留尿管或膀胱造瘘。

（5）阳痿：治疗较困难。对阳痿、性功能减低可用性腺制剂睾酮或丙酸睾酮等，但疗效不肯定。丙米嗪、酚妥拉明和西地那非等药物均可选择。真空治疗是一种非创伤性治疗，对各种阳痿均有效。

第四节　糖尿病与心脑血管疾病

高血糖是心脑血管疾病的独立的危险因素。糖尿病患者发生心脑血管疾病的风险是非糖尿病者的2~4倍。心脑血管病变是糖尿病患者的主要健康威胁。对心脑血管疾病防治所需的医疗支出，占据糖尿病医疗费用的最主要部分。

糖尿病患者不但发生心脑血管疾病的危险性显著增加，而且一旦发生事件，往往病变更严重、更广泛、预后更差。

当存在自主神经病变时，发生心绞痛或心肌梗死时可以是无痛性的，体格检查难以检出缺血性心脏病。因而，应始终保持对心脑血管病变的高度警惕。

中国心脏调查研究发现，中国冠心病患者的糖代谢异常患病率（包括糖尿病前期和糖尿病）为80%，较西方人高；中国冠心病患者超负荷后高血糖的比例更高；冠心病患者单纯检测空腹血糖会漏诊75%糖尿病前期和糖尿病患者。

在亚洲人群中，尤其是中国的糖尿病患病人群中，卒中是心脑血管疾病中最常见的形式，也是亚洲糖尿病患者最主要的死亡原因。与欧洲人群相比，亚洲糖尿病患者的血压和卒中间的相关性更为显著。

循证医学证据表明，单纯强化降糖治疗很难显著地减少糖尿病大血管并发症的发生风险。因此，对糖尿病大血管病变的预防，需要全面发现、评估和控制心脑血管疾病危险因素，如高血压、血脂异常、肥胖、高凝状态和吸烟等。

【诊断标准】

1.筛查　糖尿病确诊时及以后至少每年应评估心血管病变的危险因素。评估内容包括当前或以前心血管病病史、年龄、腹型肥胖、常规的心血管危险因素（吸烟、血脂异常和家族史）；血脂谱和肾脏损害（低高密度脂蛋白胆固醇、高甘油三酯血症和尿白蛋白排泄率增高等）、心房颤动（可导致卒中）。静息状态的心电图检查对2型糖尿病患者的筛查价值有限，对有罹患心血管疾病可能性的患者（合并心血管危险因素者，如心血管疾病家族史、吸烟、高血压和血脂异常等），应做进一步检查来评估心脑血管病变情况。

2.临床表现

（1）静息时心率增快：90次/min，或心率快而固定，不受各种反射影响。伴其他自主神经功能失调表现，如面颊部和上肢多汗、厌食、恶心、尿潴留、尿失禁等。

（2）直立性低血压：俯卧位于5s内起立时，收缩压下降＞30mmHg，舒张压下降＞20mmHg，或称直立性低血压。尤以舒张压下降明显，甚至下降到0，常伴头晕、无力、心悸、大汗、视觉障碍、昏厥或休克。多见于较晚期心血管自主神经病变者。

（3）不典型心绞痛或无症状心绞痛：很常见。也有部分患者有典型心绞痛症状，但冠脉造影并无严重狭窄，提示可能有微血管病变所致的糖尿病心肌病。

（4）无痛性心肌梗死：发病率较高，可见有恶心、呕吐、充血性心力衰竭或心律不齐，有的仅出现疲乏症状，故易于漏诊与误诊，病死率高。

（5）猝死：患者发病突然，仅感短暂胸闷、心悸，迅速发展至严重休克或昏迷状态。体检时患者血压明显下降，伴阵发性心动过速或心悸、心搏骤停，常于数小时内死亡。

（6）其他：如心脏扩大，心律失常，充血性心力衰竭与其他心脏病表现相同。

3.诊断要点及检查

（1）有糖尿病史，尤其病程较长，年龄偏大的患者，出现上述临床表现，应考虑心脑血管疾病的发生。

（2）实验室检查：①心血管自主神经功能试验：可早期发现心脏自主神经受损情况。②心脏功能检查：超声心动图可提示心脏收缩不良、舒张受损及心排出量下降。在无心血管临床表现的糖尿病患者，放射性核素^{99m}Tc、^{113m}In示踪核素检查也可发现早期左心室功能减退。

【治疗原则】

（1）严格控制所有可治疗的危险因素，以最大可能降低大血管病变的风险。

（2）改变不健康的生活习惯如抽烟、生活不规律、喜好油腻饮食、久坐少动等。

（3）高危因素的评估和处理：①控制高血糖；②控制高血压；③纠正血脂异常；④抗血小板治疗；⑤冠心病及脑血管疾病的治疗：药物、介入及手术治疗。

（李思侠 张文靓 杜玲玲 王相璞 李志燕 于娟娟 梁娜）

第九章 甲状腺疾病

第一节 甲状腺功能亢进症

甲状腺功能亢进症（简称甲亢）是甲状腺毒症（毒症）的最主要表现形式。凡血液循环中甲状腺过量所致的临床综合征统称为毒症，包括最多见的甲状腺激素合成及分泌增多的功能亢进[如格雷夫斯病（Graves病，GD）、毒性多结节性甲状腺肿等]及不伴随功能亢进的滤泡破坏性增多（如多种类型甲状腺炎）。以上均可引起高代谢的临床表现，鉴别有赖于甲状腺自身抗体、碘摄取率等检测。亚临床甲亢是指血液中促甲状腺素（TSH）水平降低而甲状腺激素水平保持在正常范围的一种临床现象。

【分类与病因】

GD是甲亢最主要的病因，占80%以上。该病为器官特异性自身免疫疾病。患者血中存在多种甲状腺自身抗体，其中促甲状腺激素受体抗体（TRAb）分为两类，针对氨基端的抗体称为甲状腺刺抗体（TSAb），其与TSH受体竞争性结合并激活TSH受体后启动细胞内级联反应，刺激甲状腺引起细胞增生、腺体肿大，甲状腺球蛋白及甲状腺激素合成与分泌增加，是本病的致病抗体。针对其羧基端的抗体称为甲状腺阻断抗体（TBAb），其可阻断TSH与膜受体结合，促使甲状腺细胞萎缩，减少激素生成。TBAb为主时，成为部分原发性甲状腺功能减退症（甲减）的致病抗体。TRAL在GD患者血中及组织中的检出率高达80%～100%。GD血中可测得其他自身抗体：甲状腺球蛋白抗体（TG-Ab）、甲状腺过氧化物酶抗体（TPO-Ab）、抗钠/碘同向转运体抗体等。这些抗体的存在与消长，决定了该病的疾病过程与转归。某些细胞因子如胰岛素样生长因子（IGF-1）、表皮生长因子（EGF）、转化生长因子β（TGF-β）等也参与发病。遗传易感性、某些感染、精神刺激、应激、吸烟、碘摄入等均可能是促发本病的影响因素。

【诊断标准】

1. 主要临床表现　甲状腺毒症及graves病症状与体征如下：

（1）甲状腺毒症的临床表现：①高代谢症候群：怕热、多汗、低热、体重减轻，甚至恶病质。②精神神经系统：焦虑、失眠；偏执、精神分裂症；或淡漠、抑郁；腱反射活跃，舌、手指及闭睑细震颤。③心血管系统：心悸、心动过速（安静心率≥100次/min）、脉压增宽、室上性心律失常，甚至心房颤动；偶尔缓慢心律失常；心脏病变严重者称为甲亢心脏病（心脏扩大、心力衰竭、严重心律失常）。④消化系统：多食易饥、腹泻，重者脂肪泻；肝功能异常，偶有肝大、黄疸；中老年人容易有食欲减退、厌食、呕吐等症状。⑤肌肉/骨骼系统：近端肌群无力，甚至肌肉萎缩（甲状腺毒症肌肉），骨质疏松（尤其绝经后妇女）；少数合并重症肌无力、低血钾性周期性瘫痪、高钙血症。⑥甲状腺：视不同病因存在程度不同的弥漫性或结节性肿大，部分伴有震颤及血管杂音。少数特别是无痛性甲状腺炎可无肿大。⑦其他：生育能力下降；女性月经紊乱、流产、早产；男性阳痿，乳腺发育。贫血、白细胞或血小板降低；Graves病可合并血小板减少性紫癜。

（2）Graves病的临床表现：甲状腺弥漫肿大、浸润性突眼、浸润性皮肤病（如胫骨前黏液水肿）及肢端病（如类杵状指）四项中一项或多项。浸润性突眼：畏光、流泪、眼痛、眼部水肿；眼肌麻痹（斜/复视等），重则失明。非浸润性突眼：无眼球后、眼肌及视神经受累，可无症状，眼征阳性。

2. 辅助检查

（1）甲状腺激素水平增高：总三碘甲腺原氨酸（TT_3）、游离T_3（FT3）及TT_4/FT_4均升高，甲亢时TT_3、FT_3升高更明显；破坏性甲状腺毒症时以四碘甲腺原氨酸（T_4）升高为主。T_3型或T_4型甲亢单项升高。注意甲状腺激素结合球蛋白（TBG）变化对总甲状腺激素的影响：妊娠（妊娠期应提高至正常参考范围的1.5倍）、口服避孕药、病毒性肝炎时TBG可升高；低蛋白血症、雄激素、糖皮质激素、严重肝病时TBG可降低。

（2）TSH降低：敏感（sTSH）或超敏（uTSH）方法测定的TSH降低（多低于0.1mIU/L），是先于T_3升高的更敏感指标。注意垂体甲亢TSH正常或升高。

（3）甲状腺^{131}I摄取率：受外源碘干扰，仅作为^{131}I治疗剂量预算依据及甲状腺毒症病因鉴别手段；甲亢：吸碘率增高伴高峰前移，且不受T_3给药抑制；碘甲亢、甲状腺炎等摄碘率降低；妊娠、哺乳期禁用。

（4）甲状腺自身抗体测定：Graves病80%～100% TSH受体抗体（TRAb）、甲状腺刺激抗体（TSAb）阳性，随治疗阴转，可作为治疗效果评价、停药时机确定及预测复发的重要指标。甲状腺球蛋白抗体（TG–Ab）、甲状腺过氧化物酶抗体（TPO–Ab）在Graves病可呈弱阳性，持续强阳性者可能与自身免疫性甲状腺炎并存。以上抗体均通过胎盘，母亲存在高滴度TRAb/TSAb可致胎儿或新生儿甲亢。

（5）影像学检查：超声、放射性核素、眶CT、X线等可分别观察甲状腺及其邻近器官的情况以及眼眶或眼球后病变。对伴有实性结节者核素扫描有助于了解病变性质。

（6）甲状腺针吸细胞学（FNAC）检查：有助于明确病因诊断困难者。

（7）肝脏功能及血细胞：丙氨酸氨基转移酶（ALT）、胆红素、碱性磷酸酶（ALP）等可升高；白细胞、血小板、血红蛋白可降低。

3.鉴别诊断

（1）单纯性甲状腺肿：甲状腺呈弥漫性或结节性肿大，^{131}I摄取率增高但是不伴高峰前移，T_3抑制试验正常：甲状腺功能基本正常。

（2）亚急性淋巴细胞性甲状腺炎（无痛性甲状腺炎）：分娩后或应用某些药物（如干扰素、碘等）易发生，也可散发。甲状腺轻度肿大或无肿大，甲状腺毒症期可存在高代谢的各种表现，但无突眼，甲状腺无杂音；^{131}I摄取率降低与甲状腺激素增高呈分离曲线为其特点。

（3）神经官能症：可有心悸、多汗、怕热、肌肉粗大震颤等，但无突眼，甲状腺功能正常。

（4）其他：老年甲亢需与其他类型心脏病、结核、恶性肿瘤、抑郁症、精神异常等鉴别；对无其他原因可解释的快速心房颤动应除外本病；突眼尤单侧者应与眶内肿瘤鉴别。

【治疗原则】

1.抗甲状腺药物（ATD）为初始治疗首选，但复发率高，疗程长。抗甲状腺药物分为硫脲类（丙基硫氧嘧啶）及咪唑（甲咪唑及卡比马唑）两类。均能阻断甲状腺激素合成、抑制甲状腺自身免疫过程；大剂量PTU抑制外周组织T_4向T_3转变。

（1）剂量与疗程：初始咪唑类15～30mg/d（分2～3次口服）；PTU 300～450mg/d（分3～4次口服）；多数患者两药分别为20～30mg/d或200～300mg/d即可。症状明显改善，T_3、T_4正常后渐减量至停用。总疗程1.5年左右。治疗中发生甲减、突眼或甲状腺肿加重，可酌情减少AID剂量，必要时合用左甲状腺素（L–T_4）。但是妊娠期不适宜两药并用。妊娠早期首选PTU；初始剂量因人而异，以最低有效剂量为宜；妊娠期甲亢应由专科内分泌医师诊治。

（2）ATD不良反应：一般PTU的不良反应与剂量无关，而MMZ是剂量依赖性的。

白细胞减少及粒细胞缺乏：初始治疗每1～2周复查白细胞总数及分类，如白细胞计数低于4×10^9，应减少药物剂量，同时加用升高白细胞药物并增加监测频率。白细胞计数低于3×10^9L，中性粒细胞低于1.5×10^9时应立即停药，并采取相应措施。粒细胞缺乏时需紧急救治，特别要应用粒细胞集落刺激因子等。

药物性皮疹：同时应用抗过敏药物仍不能缓解的轻症可在密切观察下试用另外一种ATD，但是PTU与MMZ之间有时存在交叉过敏反应。

肝功能受损：一般PTU引起肝细胞损伤甚至肝衰竭，MMZ主要引起胆汁淤积。初始治疗每2～4周复查肝功能（ALT、ALP、胆红素等），以后每1～2个月监测肝功能。用药后肝功能指标上升者酌情给予保肝药物必要时减量或停药观察。

抗中性粒细胞胞浆抗体（ANCA）相关小血管炎：主要与PTU有关；可引起多系统血管炎损伤，其中肺、肾最常受累：引起发热、关节痛、血尿、咯血、蛋白尿，甚至肾衰竭等；有条件者使用PTU前应检测ANCA，并于服用中监测胸部X线片、尿常规、肾功能及ANCA；对怀疑病例应立即停用PTU，并由专科医师处理ANCA相关小血管炎。

（3）应用ATD注意：①初始治疗前应获取基线白细胞及其分类计数、肝功能等指标，以备治疗后比较。②ATD应用期间出现发热、咽痛等，应立即检测血白细胞及其分类计数，以除外粒细胞缺乏症。③严重不良反应者禁忌换用另一种抗甲状腺药物。

（4）停药指征：临床症状消失，甲状腺缩小，杂音消失；TT_3、FT_3、TT_4、FT_4及TSH正常，疗程已达1年以上，维持剂量很小，TSAb阴性。如减量病情反复应适当延长治疗时间。

2.β受体阻滞剂　大剂量抑制外周组织T_4向T_3转变。无禁忌证者，使用非选择性β受体阻滞剂（如普萘洛尔30～80mg/d，分次服用）。阻断儿茶酚胺作用，改善交感神经兴奋症状；选择性受体阻滞剂：阻断甲状腺激素对心肌的直接作用。

3.手术　切除抗体生成场所，减少功能性甲状腺组织。注意选择适应证，做好手

4.放射性碘　选择性破坏甲状腺组织，减少功能甲状腺组织及抗体生成，治愈率高，但是术后甲减发生率逐年上升。妊娠、哺乳期禁用。治疗后6个月至1年避免妊娠。注意选择适应证、治疗前准备及并发症处理。对老年人、症状显著、有心脏病及其倾向或其他严重疾病者以及甲状腺激素水平超过正常上限2～3倍者，应考虑在放射性碘治疗前，给予抗甲状腺药物预治疗。

5.亚临床甲亢治疗指征　TSH持续小于0.1mU/L的所有患者应给予抗甲状腺治疗：65岁以上者、存在心脏基础病或危险因素者、未使用雌激素或双膦酸盐的绝经后妇女、骨质疏松症患者、存在明显甲亢症状、不孕或月经紊乱者。TSH持续在0.1mU/L至正常范围低限的65岁以上者、存在心脏病或危险因素者、伴有甲亢症状者应考虑抗甲状腺治疗。

第二节　甲状腺功能减退症

甲状腺功能减退症（简称甲减）是指由各种原因引起的血清甲状腺激素（TH）合成、分泌或生物效应不足，导致机体的代谢和身体的各个系统功能减退为主要表现的临床综合征。甲减的发病率有地区差异，碘缺乏地区的发病率明显高于碘供给充分的地区。各个年龄均可发病，以女性居多。随年龄增加，甲减患病率上升，新生儿甲减患病率约为1/4000；年龄＞65岁的人群中，显性甲减的患病率为2%～5%。

【病因】

甲减的病因主要包括原发性、中枢性、一过性甲减及甲状腺激素抵抗综合征。其中，95%以上的甲减为原发性甲减。

1.原发性（甲状腺性）甲减　由于甲状腺本身病变引起甲状腺激素合成、储存和分泌障碍所致的甲减，称为原发性甲减，占甲减病因的95%以上。

（1）甲状腺不肿大的原发性甲减，见于下述情况：①甲状腺先天发育异常，多有家族倾向。②特发性：原因不明，有称此症为慢性淋巴细胞性甲状腺炎的后期。③放射性碘或甲状腺手术治疗以后。④颈部放射线外照射治疗后。

（2）甲状腺肿大的原发性甲减，见于下述情况：①甲状腺激素合成障碍。②母亲体内的碘化物或抗甲状腺制剂传递给胎儿致病的。③碘缺乏：每日摄碘量＜25μg，及由天然的致甲状腺肿物质所致，如木薯。④药物：硫脲类抗甲状腺药物、干扰素、碘化物、保泰松及锂盐等引起。⑤慢性淋巴细胞性甲状腺炎或桥本甲状腺炎（HT）。⑥甲状腺浸润：淀粉变性、结节病、血色病、硬皮病、胱氨酸病等。

90%以上的原发性甲减是由自身免疫、甲状腺手术和甲亢放射性碘治疗所致。

2.中枢性甲减 由于下丘脑和垂体病变引起的促甲状腺激素释放激素（TRH）或促甲状腺激素（TSH）产生和分泌减少，导致甲状腺激素产生减少所致的甲减，称为中枢性甲减。其中由于下丘脑病变引起者称为三发性甲减，临床罕见，如鞍上肿瘤及先天性TRH缺乏等。由于垂体病变引起者称为继发性甲减，临床少见，如垂体肿瘤、席汉（Sheehan）综合征、非肿瘤性选择性TSH缺乏、卒中、垂体手术或放射治疗后、浸润性疾病等。

中枢性甲减的常见原因是垂体外照射、垂体大腺瘤、颅咽管瘤及产后大出血。

3.一过性甲减 功能正常的甲状腺经甲状腺激素治疗后撤退、毒性腺瘤术后、Graves病甲状腺次全切除术后、亚急性或病毒感染后甲状腺炎、产后甲状腺炎、Graves病放射性碘治疗后可出现一过性甲减。

4.甲状腺激素抵抗综合征 临床少见，截至1989年世界文献报道的病例达600余例。全身性甲状腺激素抵抗综合征和选择性外周组织对甲状腺激素抵抗综合征可表现为甲减。

【分类】

1.根据发病时的年龄分类 可分为三类。

（1）呆小病（又称克汀病）：功能减退始于胎儿期或出生不久的新生儿。

（2）幼年甲状腺功能减退症：功能减退始于发育前儿童期，严重者称为幼年黏液性水肿。

（3）成年甲状腺功能减退症：功能减退始于成年期，严重者称为黏液性水肿。

2.根据甲状腺功能减退的程度分类

（1）临床甲减：甲状腺激素水平低，TSH升高、正常或减低（后两种情况见于中枢性甲减）。

（2）亚临床甲减：TSH水平升高，但甲状腺激素水平正常。

3.根据病变的原因分类 药物性甲减、手术后甲减、[131]I治疗后甲减、特发性甲减、垂体或下丘脑肿瘤手术后甲减等。

4.根据病变发生的部位分类　分为原发性甲减、中枢性甲减、甲状腺激素抵抗综合征三类。

【发病机制】

1.呆小病　包括地方性及散发性两种。

（1）地方性呆小病：多见于地方性甲状腺肿流行区，母体缺碘，供应胎儿的碘不足，导致甲状腺发育不全和激素合成不足，此型甲减对胎儿神经系统发育危害大。某些胎儿在碘缺乏或甲状腺激素不足的情况下有易发生呆小病的倾向，其发病机制可能与遗传有关。

（2）散发性呆小病：病因不明，母亲既无缺碘又无甲状腺肿，推测其原因有以下几方面：①患儿甲状腺本身生长发育的缺陷。②母体妊娠期患自身免疫性甲状腺疾病，血清中存在抗甲状腺抗体，通过胎盘进入胎儿体内，导致胎儿甲状腺全部或部分破坏。③母体妊娠期间服用抗甲状腺药物或其他致甲状腺肿物质，阻碍胎儿甲状腺的发育和激素合成。④甲状腺激素合成障碍，常有家族史，包括五种类型：甲状腺摄碘功能障碍、碘的有机化过程障碍、不能形成单碘或双碘酪氨酸或碘化酪氨酸偶联缺陷、碘化酪氨酸脱碘缺陷、甲状腺球蛋白异常。

2.幼年及成年甲状腺功能减退症：病因包括下述三类：甲状腺本身病变致甲状腺激素缺乏、促甲状腺激素缺乏和外周组织对甲状腺激素抵抗。

在甲状腺激素抵抗综合征中，全身型甲状腺激素抵抗综合征和选择性外周组织对甲状腺激素抵抗综合征可表现为甲减。在正常情况下，垂体产生的TSH刺激甲状腺产生甲状腺激素，主要为T_4、T_4转化为T_3、T_3和T_4负反馈作用于垂体，从而保持平衡。甲状腺激素抵抗时，由于垂体对甲状腺激的敏感性降低，其负反馈受抑制，导致TSH升高，甲状腺激素分泌增加，作用于外周不敏感的出现甲减症状，而抵抗不明显的组织则出现甲亢表现。发病原因是甲状腺激素受体或受体缺陷。

【诊断标准】

1.临床表现

（1）一般情况：甲减可影响全身各系统，临床表现多种多样，缺乏特异性，主要以代谢低减和兴奋减低为主。病情轻的早期甲减患者可以完全没有症状。典型者怕冷、皮温低、少汗、表情呆滞、反应迟钝、动作迟缓、声音嘶哑、面色苍白、颜面和（或）眼睑水肿、鼻翼宽大、唇厚舌大，皮肤角质层过度角化，皮肤组织黏多糖、透明质酸和硫酸软骨素明显增多，弹性纤维减少，引起水肿。皮肤由于高胡萝卜素血症而呈现浅黄色，但巩膜无黄染，毛发生长缓慢，汗腺功能减低，甚至萎缩。外周血管收缩，表现皮肤苍白、发凉、干燥、粗厚、脱屑、缺乏弹性、毛囊角化、毛发稀疏脱落、眉毛外1/3脱落、指（趾）甲脆而增厚，手掌呈姜黄色，胫前黏液性水肿。

（2）心血管系统：甲状腺激素低下时，心肌细胞对儿茶酚胺的敏感性降低，心肌细胞代谢降低。体检发现患者心搏缓慢而弱、心音低钝、心脏扩大、心动过缓、血压升高、脉压减低。心肌假性肥大，心电图示低电压，窦性心动过缓。严重患者有心包积液，甚至出现胸腔及腹腔积液。由于心包积液发生缓慢，一般不发生心脏压塞症状。

老年患者易出现胆固醇升高，血压升高，冠心病发病率高。由于老年人代谢缓慢，心绞痛不常见，而补充甲状腺激素后，容易诱发心绞痛。

（3）神经系统：由于代谢低减和交感兴奋性减低，患者记忆力减退，尤其近事遗忘十分显著，注意力不能集中，理解和计算能力减低。患者还可表现困倦、表情淡漠、嗜睡、反应迟钝、听力减退。一些长期未治疗的甲减，可表现为垂体增大。

（4）胃肠道系统：消化道平滑肌张力减弱，胃肠蠕动缓慢，排空时间延长，胃酸分泌减少。患者表现为食欲减退、腹胀、恶心、胃酸分泌减少、肠蠕动减少、便秘等。

（5）肌肉关节：肌肉容积增加，收缩和松弛减慢，肌肉肥大，触之较硬，压痛明显，血清CPKLDH和AST升高，同工酶测定证实主要来自横纹肌。关节非炎性黏性渗出，表现为关节疼痛、僵硬、肿胀、积液和假性痛风，滑膜囊积液，跟腱反射松弛时间延长。

（6）生长发育：甲状腺激素对生长激素有允许作用，甲状腺激素缺乏会影响生长激素的促生长作用，儿童甲减往往表现生长迟缓，骨折愈合慢，骨龄延迟。青少年甲减表现性发育延迟，少数表现为真性性早熟，病因不明。

（7）其他：女性表现为月经量多，经期延长，不易受孕，男性表现性欲减低。部分患者由于催乳素增高，出现泌乳。性激素结合球蛋白缺乏使游离睾酮升高，出现多毛。中枢性甲减伴性腺功能减退和肾上腺皮质功能减退时会有相应体征。

对轻度和中度甲减患者，体格检查时不能发现特异的阳性体征，长期严重的甲减患者才有一些体征，以甲状腺肿最为常见。慢性淋巴细胞性甲状腺炎的甲状腺肿质地韧，萎缩性甲状腺炎的甲状腺不肿大。

2.一些特殊类型甲减的临床表现特点

（1）新生儿和儿童甲减：新生儿甲减表现如下。①神经系统发育障碍，患儿嗜睡、反应差、呆滞、不会认人、疼痛觉减轻、少哭多睡，严重者可伴耳聋和便秘。②生长发育缓慢，1~2岁后生长停滞，骨龄明显落后。③特殊面容，头大、颈短、面色苍白、虚肿、眼距宽、唇厚、舌大而伸出，头发稀少、黄而干，哭声嘶哑而低，表情淡漠呆板，腹大有脐疝，步态不稳。④代谢低减，吃奶差或拒奶，腹胀，体温低，心率缓慢。

幼儿甲减表现为生长发育迟缓、智力低下，2岁后发病者智商不如新生儿甲减的影响大。患儿少活动，出牙、学步和说话均比同龄儿童要晚。

儿童甲减的症状常具有不特异性，临床上多数以甲状腺肿大来就诊，对甲状腺肿的儿童患者应常规检查甲状腺激素水平。对身材矮小，骨龄落后于实际年龄2岁以上的儿童，需常规测定甲状腺激素水平。青少年甲减常伴性发育迟缓，少数表现为真性性早熟。

儿童慢性淋巴细胞性甲状腺炎甲状腺质地多数较软，弥漫性肿大，甲状腺自身抗体滴度不如成年人慢性淋巴细胞性甲状腺炎高，儿童甲状腺自身抗体阳性有助于慢性淋巴细胞性甲状腺炎的诊断。

（2）老年甲减：老年甲减发病比较隐匿，症状常不典型，黏液性水肿和便秘常是患者的主诉。另外，老年甲减的精神症状较为常见。甲状腺通常不大，质地多数偏韧。

3.实验室及辅助检查

（1）血清甲状腺激素和TSH测定：T_4是甲状腺激素中最主要的激素，100%从甲状腺分泌，其水平真正代表了甲状腺的功能状态。血液中T_3的20%来自甲状腺，80%来自T_4在外周的转化，T_3对甲减诊断不是一个好的指标。甲状腺激素在血液中绝大多数与血浆中结合蛋白结合，后者包括甲状腺素结合球蛋白（TBG）、血浆白蛋白（ALB）和甲状腺素结合前白蛋白（TBPA），主要为TBG。虽然血液循环中结合型的甲状腺激素占绝大多数，但真正发挥生理作用的是游离的甲状腺激素。一些影响甲状腺素结合蛋白的因素会影响甲状腺激素的水平，但游离甲状腺激素水平正常，甲状腺功能是正常的。

TSH由腺垂体的腺细胞分泌，受下丘脑TRH的刺激，也受血清FT_3和FT_4的反馈性抑制，它们之间是一个典型的负反馈调节系统。TSH和甲状腺激素呈负相关关系，只要FT_4下降少许，但仍然在正常范围内，TSH就会明显升高，它比FT_4更能敏感反映甲状腺激素水平，所以TSH在甲减的诊断中成为不可缺少的成分。在判定TSH临床意义时，一定要了解所采用的TSH药盒的测定范围。第一代和第二代的TSH测定药盒不够敏感，不能区分甲亢患者和正常值时的TSH。目前，多采用第三代、第四代的TSH测定药盒，能测定低至$0.01\sim0.002\,mU/L$的TSH值，因此能鉴别甲亢和正常的TSH值，能够诊断继发性甲减。

临床甲减TT_4和FT_4水平减低，血清促甲状腺激素（TSH）增高；亚临床甲减血清TSH增高，TT_4和FT_4水平正常；正常的TSH可以除外原发性甲减，但不能除外中枢性甲减。25%的中枢性甲减表现为TSH轻度增高（$5\sim10\,mU/L$），诊断中枢性甲减时，必须用第三代、第四代的TSH测定药盒。全身性甲状腺激素抵抗综合征和选择性外周组织对甲状腺激素抵抗综合征TT_4和FT_4水平增高，显示原发性甲减。

（2）TRH刺激试验和TSH刺激试验：TRH可刺激垂体分泌TSH，静脉注射TRH后，血清TSH不增高，提示为垂体性甲减；TSH延迟增高者为下丘脑性甲减；血清TSH在增高的基值上进一步增高，TSH正常或增高，提示原发性甲减。

TSH刺激甲状腺腺体释放甲状腺激素，原发性甲减患者对TSH没有反应或反应差，继发性甲减患者对TSH反应正常或者反应延缓。

（3）甲状腺自身抗体测定：抗甲状腺球蛋白抗体（TG-Ab）和抗甲状腺过氧化物酶抗体（TPO-Ab）是甲状腺自身抗体。在慢性淋巴细胞性甲状腺炎患者，TPO-Ab滴度很高。测定血清甲状腺自身抗体，有助于了解甲减病因，但并非诊断甲减的必要条件。

（4）其他：血红蛋白多为轻、中度红细胞正色素性贫血；血清甘油三酯、总胆固醇、LDL-C增高，HDL-C改变不显著；血清CK、LDH增高，血尿酸增高。

心电图显示心动过缓，肢体导联低电压；X线检查可见心脏向两侧增大，可伴心包积液和胸腔积液；儿童骨骺不愈合或愈合慢，X线片显示骨龄延迟；部分原发性甲减患者蝶鞍增大，血清泌素水平增高；鞍区MRI检查有助于中枢性甲减的病因诊断。

3.诊断要点　甲减的诊断包括明确甲减、病变定位及查明病因三个步骤。甲状腺自身抗体测定、甲状腺疾病家族史、甲状腺手术、甲亢放射性碘治疗、垂体或颈部外照射治疗、垂体或下丘脑肿瘤手术、产后大出血病史、特殊用药及疾病史等有助于甲减的病因诊断。

【治疗原则】

（1）原发性甲减和中枢性甲减：需要替代治疗，一般需要终身服药。左甲状腺素（$L-T_4$）是最常用的替代药物。

治疗目标：临床甲减症状和体征消失，TSH、TT_4、FT_4在正常范围。近年来有学者提出应当将TSH上限控制在低于2.5mU/L。中枢性甲减不能将TSH作为治疗目标，而应当把TT_4、FT_4达到正常范围中线以上水平作为治疗目标。

治疗剂量：治疗剂量取决于患者的病情、年龄、体重和个体差异。按照理想体重计算的剂量为$1.6\sim1.8\mu g/(kg\cdot d)$，一般成年女性患者$L-T_4$替代剂量$75\sim112\mu g/d$，成年男性患者为$125\sim200\mu g/d$。儿童需要较高的剂量，$2\mu g/(kg\cdot d)$；老年患者需要较低的剂量，$1g/(kg\cdot d)$；妊娠时的替代剂量需要增加$30\%\sim50\%$；甲状腺癌术后的患者需要剂量$2.2\mu g/(kg\cdot d)$。

服药方法：起始的剂量和达到完全替代剂量需要的时间要根据患者年龄、体重和心脏状态确定。年龄<50岁、既往无心脏病史患者可尽快达到完全替代剂量，50岁以上患者服用$L-T_4$前要常规检查心脏状态。一般从$25\sim50\mu g/d$开始，每$1\sim2$周增加$12.5\sim25\mu g$，直到达到治疗目标。患缺血性心脏病者起始剂量宜小，调整剂量宜慢，防止诱发和加重心脏病。T_4的半衰期是7日，可以每日早晨服药一次。

监测：治疗初期，每6周测定激素水平，然后根据检查结果调整$L-T_4$剂量，直到达到治疗目标。在初始治疗6个月后，由于体内甲状腺激素水平的恢复增加了T_4的代谢清除，需要重新评估T_4的剂量。治疗达标后，每$6\sim12$个月复查一次激素指标。

（2）亚临床甲减：亚临床甲减引起的血脂异常可促进动脉粥样硬化的发生、发展，部分亚临床甲减发展为临床甲减。对于TSH处于$4\sim10$mU，TPO-Ab阳性的患者，密切观察TSH的变化。下述情况给予治疗：①高胆固醇血症；②血清TSH>10mU。

（3）妊娠与甲减：妊娠前已经诊断的甲减，调整$L-T_4$剂量，使TSH达妊娠早期正常值范围再考虑妊娠。妊娠期间诊断的甲减，立即给予$L-T_4$治疗，每$2\sim4$周测定TSH、FT_4、TT_4，根据结果调整$L-T_4$剂量，使血清TSH尽快达到妊娠期正常值范围，达标的时间越早越好。

（4）筛查：妊娠期甲减的患病率为2%左右，有甲状腺疾病个人史和家族史、甲状腺肿、甲状腺手术切除和甲亢放射性碘治疗史者，自身免疫性疾病个人史和家族史，或有甲减症状的育龄妇女建议妊娠前或妊娠后即刻检验甲状腺功能；甲减的妇女妊娠前 L-T$_4$ 治疗，也许是避免妊娠期出现甲减相关并发症最有效的干预措施。

甲减在老年女性中发病率高，且大多缺乏典型甲减临床表现，有学者建议50岁以上女性每5年检验血 TSH 水平。

另有学者建议合并下列情况之一的60岁以上人群需筛查本病：①甲状腺手术史；②甲亢放射性碘治疗史；③甲状腺疾病既往史；④自身免疫病个人史和家族史。

产后3～5日测定新生儿足跟血是筛查新生儿甲减的方法，筛查过早会出现假阳性，过晚则会延误治疗的时机。

第三节 亚急性甲状腺炎

亚急性甲状腺炎包括亚急性肉芽肿性甲状腺炎和亚急性淋巴细胞性甲状腺炎，下面讨论亚急性肉芽肿性甲状腺炎。

亚急性肉芽肿性甲状腺炎多见于中青年女性，发病有季节性（春秋季为发病高峰），常为病毒感染后甲状腺组织破坏性损伤所致，主要表现为甲状腺区域特征性疼痛伴全身炎症反应，甲状腺能呈高、低、正常的动态改变。本病为自限性疾病，但有反复发作倾向。

【诊断标准】

（一）临床表现

1.早期

（1）症状：发病急，常有病毒感染史或上呼吸道感染症状或体征，如发热、畏寒、疲乏无力、倦怠、食欲缺乏、肌肉疼痛、咽痛等。特征性的表现为甲状腺区域疼痛，可逐渐或突然发生，程度不等，常放射至同侧耳、咽喉、下颌角、颏、枕部、胸背部等处，转颈、咀嚼或吞咽时疼痛加重。根据患者甲状腺功能不同，可以出现轻度高代谢症状，如怕热、出汗、心慌等。

（2）体征：可见甲状腺肿大，触诊可呈结节样，质地较韧，触痛明显，无震颤及杂音。可伴有颈部淋巴结肿大，心率多增快。

（3）实验室检查：红细胞沉降率增高，多大于50mm/h，多数患者伴有白细胞计数增高。甲状腺毒症期呈现血清T_4、T_3浓度升高，甲状腺摄碘率降低的双向分离现象。

（4）超声检查：甲状腺肿大，可见低回声结节，血运无增加。

2.中期

（1）症状：上呼吸道感染症状消失，轻度高代谢症状缓解，部分患者可出现甲状腺功能减退症状，如水肿、怕冷、便秘等；甲状腺区域疼痛减轻或消失，但部分患者可出现甲状腺另一叶肿痛。

（2）体征：肿大的甲状腺结节触痛减轻，可出现对侧甲状腺痛性结节。

（3）实验室检查：红细胞沉降率逐渐降低到正常，白细胞计数逐渐恢复正常。血清T_4、T_3水平降至正常，甲减者T_4、T_3水平降低，TSH水平升高。

（4）超声检查；甲状腺结节回声趋于正常。

3.恢复期

不适症状消失，或表现为甲减状态。甲状腺痛性结节消失或遗留有小结节。甲状腺激素水平和甲状腺摄碘率恢复正常。有部分患者成为永久性甲状腺功能减退症。

（二）诊断要点

（1）发病前1～3周可有病毒感染史或上呼吸道感染史。

（2）全身炎症反应，可伴有体温升高。

（3）甲状腺区域疼痛明显，向同侧扩散。

（4）体征：甲状腺区域痛性结节。

（5）甲状腺功能变化：典型病例表现为甲状腺毒症阶段、甲减阶段、甲状腺功能恢复阶段。

（6）本病可复发或反复发作。

（7）鉴别诊断：本病需与急性化脓性甲状腺炎、结节性甲状腺肿出血、桥本甲状腺炎、无痛性甲状腺炎、甲状腺癌、甲亢相鉴别。

二、治疗原则

（1）一般治疗：症状轻者不需特殊处理。心悸者可以使用β受体阻滞剂。

（2）甲状腺区域疼痛明显者：使用阿司匹林或非甾体抗炎药或环氧化酶-2抑制药，如吲哚美辛25mg，每日3次，待疼痛缓解后减量，疼痛消失后停用。疼痛剧烈、体温持续升高或上述治疗无效者可用糖皮质激素：如泼尼松20～40mg/d，维持1～2

周，根据症状、体征及红细胞沉降率的变化缓慢减少剂量，总疗程6～8周以上。本病在激素治疗数小时后就可以取得明显效果，包括疼痛减轻、痛性结节体积缩小至消失、体温恢复正常。但是，部分患者在减量或停药的过程中病情可能出现反复，再次用药仍然有效。

（3）高代谢症状：一般不需使用抗甲亢治疗。休息、β受体阻滞剂可缓解此病的一过性甲亢症状。

（4）甲减：部分患者可出现一过性或永久性甲减，可予以甲状腺激素替代治疗，监测甲状腺功能，调整药物剂量。

（张文靓　杜玲玲　王相璞　李志燕　于娟娟　李思侠　刘建玲）

第十章 神经系统疾病

第一节 脑 梗 死

【概述】

脑梗死（cerebral infarction，CI），又称缺血性卒中（cerebral ischemie stroke，CIS），是指由于脑部血液供应障碍，缺血、缺氧引起的局限性脑组织的缺血性坏死或脑软化。脑梗死的临床常见类型有脑血栓形成、腔隙性脑梗死和脑栓塞等。脑梗死约占全部脑卒中的80%。

【病因】

包括血管内、血管壁、血流动力学因素等方面，其中动脉管壁的病损是最重要的因素，以动脉粥样硬化斑导致的管腔狭窄和血栓形成最常见，可见于颈内动脉和椎–基底动脉系统的任何部位，但以动脉分叉处或转弯处最多见，如大脑中动脉、前动脉和后动脉的起始部，颈总动脉与颈内、外动脉的分叉处；其次为结缔组织疾病、细菌、病毒及螺旋体感染等各种病因所致的动脉炎和可卡因、安非他明等所致的药源性动脉炎；由红细胞增多症、血小板增多症、血栓栓塞性血小板减少性紫癜、弥散性血管内凝血、镰状细胞贫血等血液系统疾病引起者；脑淀粉样血管病、Moyamoya病、肌纤维发育不良、Binswanger病和颅内外夹层动脉瘤等。此外，蛛网膜下隙出血、偏头痛、子痫和头外伤等导致的血管痉挛亦可成为脑梗死的原因。需要指出的是在临床上有一些病例虽具有脑梗死的临床表现和影像学证据，但往往难以确定梗死的病因，其发生可能与来源不明的微栓子或血管痉挛有关。近年来的研究表明部分病例尚有高水平的抗磷脂抗体、蛋白C、蛋白S，以及抗血栓Ⅲ缺乏伴发的高凝状态、高半胱氨酸血症等。

【病理】

大约4/5的脑梗死发生于颈内动脉系统，发生于椎–基底动脉系统者仅占1/5。

发生梗死的血管依次为颈内动脉、大脑中动脉、大脑后动脉、大脑前动脉及椎-基底动脉。闭塞血管内可见血栓形成、栓子、动脉粥样硬化或血管炎等改变。其病理分期如下：

1.超早期（1～6h）　病变区脑组织常无明显改变，可见部分血管内皮细胞、神经细胞和神经胶质细胞肿胀，线粒体肿胀空化。

2.急性期（6～24h）　缺血区脑组织苍白，轻度肿胀，神经细胞、星形胶质细胞和血管内皮细胞呈明显缺血性改变。

3.坏死期（24～48h）　可见大量神经细胞消失，胶质细胞坏死，中性粒细胞、单核细胞、巨噬细胞浸润，脑组织明显水肿。

4.软化期（3日至3周）　病变区液化变软，病灶形成胶质瘢痕，大病灶形成卒中囊，此期可持续数月至2年。如梗死区继发出血称为出血性梗死。

【临床表现】

脑血栓形成后临床表现包括脑血管闭塞后造成的该血管供血区脑损害的神经症状和体征以及血栓形成的临床征象。动脉脑血栓形成可发生于任何年龄，动脉硬化性脑梗死常发生在50岁以上。病前有25%左右患者有TIA病史，可以有糖尿病史或其他血管病病史，多在安静休息状态或睡眠中发病。局灶症状可在数小时或数日内进行性加重。意识一般清楚，仅极少数患者在起病初有短暂的不同程度的意识障碍。绝大多数患者无头痛、恶心和呕吐，无颈项强直等脑膜刺激征。生命体征一般较平稳，但常伴有血压升高。脑脊液检查可以正常，大面积脑梗死的患者脑脊液压力可增高，脑脊液蛋白略增高，偶尔有极轻微白细胞（以多形核白细胞为主）增多，数日即可恢复正常。出血性脑梗死时也可有极轻微的红细胞增多。头颅CT检查时发现阻塞血管分布区出现低密度区。脑梗死发生后，24h内CT扫描可阴性，24h后才有上述表现。MRI扫描可较早并更容易发现梗死区，表现为T1加权呈低信号区，T2加权呈稍高信号区。在大面积脑梗死时偶尔发现点片状出血灶，提示出血性脑梗死。

1.颈动脉系统血管闭塞

（1）颈总动脉：阻塞在主动脉弓分出处时可造成主动脉弓综合征，可有颈动脉和桡动脉搏动消失，表现为起床时晕厥或反复发生发作性意识障碍、短暂性病变对侧偏瘫、病侧视觉障碍等。颈总动脉一侧突然闭塞或缓慢阻塞时，如果Willis动脉环和椎-基底动脉侧支循环供血良好，则可不出现症状。

（2）颈内动脉：突然发生阻塞时，出现交叉性瘫痪，即病变侧视力减退或失明、Horner征，病变对侧以面部和上肢为重的偏瘫及病变对侧肢体的皮质感觉障碍。由于病变侧的视束和视放射受累亦可表现为病变对侧同向偏盲。颈内动脉血栓形成而发生的偏瘫由于侧支循环的迅速建立可很短暂并迅速恢复，但可反复发生。颈动脉听诊可有杂音、病变侧颈动脉搏动减弱。

（3）大脑前动脉：包括皮质支和深穿支。大脑前动脉干在前交通动脉以前阻塞时，由于前交通动脉提供侧支循环，可无临床症状。大脑前动脉干在前交通动脉分出之后阻塞时，出现皮质支合并深穿支阻塞表现。皮质支供血于大脑半球内侧面前3/4，包括旁中央小叶、胼胝体前4/5和额叶的额极，阻塞时出现病变对侧小腿及足部瘫痪、排尿障碍、强握、吸吮反射、智力减退和精神改变，有时可伴有该区的感觉障碍。深穿支供应内囊前支和尾状核头端下部，阻塞时出现病变对侧中枢性面舌瘫及上肢轻瘫，上肢瘫痪以近端为主。双侧大脑前动脉闭塞时可出现精神症状伴有双侧瘫痪。

（4）大脑中动脉：最为常见。主干闭塞时出现病变对侧偏瘫、对侧偏身感觉障碍、对侧同向偏盲（"三偏"症状）；病变在主侧大脑半球时常有失语；累及非主侧大脑半球可有失用、失认、体像障碍等顶叶症状。深穿支主要供应内囊和基底核，阻塞时造成对侧偏瘫和偏身感觉障碍。皮质支供应除额极和枕叶以外的整个大脑半球外侧面，阻塞症状视病变部位而定。额叶的面、上肢、大腿部的运动区受累，出现对侧偏瘫。主侧半球的前语言区损害，导致运动性失语。额中回后部侧视中枢损害，出现双眼向健侧脑部方向的凝视麻痹。中央后回感觉区受损，造成对侧感觉障碍。右侧半球顶叶后语言区损害，可出现感觉性失语、失读、失写、Gerstmann综合征（计算不能、失结构、不能识别手指、左右定向障碍）。非优势则半球顶叶损害，造成体像障碍、失用、失认。由于近颞叶深部视放射损害，造成对侧同向偏盲。

2.椎-基底动脉主要血管闭塞 约有70%的人两条大脑后动脉来自基底动脉，并有后交通动脉与颈内动脉系统相交通。有20%～25%的人一条大脑后动脉来自基底动脉，另一条来自颈内动脉。少数人两条大脑后动脉均来自颈动脉系统。

（1）锁骨下动脉盗血综合征：锁骨下动脉在椎动脉分出之前发生狭窄或阻塞，病变侧手臂活动时，血液自椎-基底动脉流入上肢，出现活动手臂发麻和刺痛及椎-基底动脉供血不足症状，如眩晕、晕厥、枕部头痛等，同时病变侧桡动脉脉搏弱；锁骨下动脉处有杂音，两上肢血压相差20mmHg。

（2）脊髓前动脉的阻塞：发生于椎动脉分支处的临床表现与其他脊髓前动脉阻塞不同，病损累及锥体束及其邻近的内侧丘系，表现为病损同侧舌下神经麻痹，对侧肢体的偏瘫和深感觉障碍。

（3）延髓内侧综合征：椎动脉及其分支或基底动脉后部血管阻塞造成病变同侧舌肌麻痹和萎缩，对侧肢体瘫痪，对侧肢体触觉、位置觉、振动觉减退或丧失，面部不累及。

（4）延髓外侧综合征：椎动脉、小脑后下动脉、延髓上动脉、延髓内侧动脉、延髓后下动脉中任何一条动脉阻塞时均可造成此综合征。本综合征又称Wallenberg综合征。表现为病灶侧面部疼痛、麻木或感觉障碍，病侧肢体小脑性共济失调，病侧Horner征（眼上睑下垂、瞳孔小、出汗减少等），病侧眼球震颤，同侧软腭、声带麻痹。对侧肢体痛觉、温觉障碍，即交叉性感觉障碍。尚有眩晕、呃逆、恶心、呕吐、声音嘶哑、吞咽不便等无定向意义的表现。因为椎-基底动脉血管变异较大，出现上述全部症状者少见。

（5）基底动脉综合征：基底动脉主干闭塞十分少见，梗死主要分布在脑桥、中脑腹侧及两侧枕叶，故其临床表现是各种脑干综合征叠加，包括从大脑后动脉到脑桥、延脑的各种综合征，故有双侧感觉和运动的长束损害症状伴有小脑和多组脑神经的异常。主要表现为意识障碍、四肢瘫痪，有延髓麻痹表现，复视、眼球活动障碍，核间性眼肌麻痹，侧向和（或）双眼上、下凝视瘫痪，垂直和（或）水平眼震；失明或各种类型的视野缺失，双侧V、VI、VII、IV等脑神经麻痹，双侧肢体小脑性共济失调，双侧肢体感觉障碍，甚至有脊髓空洞症样的分离性感觉障碍的表现，患者可有高热，最后昏迷，预后大多不良。个别患者表现为闭锁综合征（Lockedin syndrome），患者意识存在，但由于四肢、两侧面瘫和延髓麻痹，只能依靠眼球上、下运动来表达意识。由于双侧脑桥基底部局限性损害造成。故双侧皮质脊髓束和支配三叉神经以下的皮质脑干束受损而出现两侧中枢性瘫痪，除了中脑支配的眼球运动尚存，患者丧失任何运动和表达能力不完全。基底动脉干闭塞时，出现交叉性瘫痪：病灶侧周围性面神经及展神经麻痹，对侧上、下肢瘫痪。

（6）大脑后动脉闭塞：表现为枕顶叶综合征，以偏盲和一过性视觉障碍如黑蒙等多见，还可有体像障碍、失认、失用等。如侵及深穿支可伴有丘脑综合征，主要表现为对侧肢体感觉障碍，对侧轻度共济失调，有实体感觉障碍，剧烈的自发疼痛，轻度的一过性对侧肢体瘫痪，斜有偏盲，以及舞蹈样和手足抽动样动作等锥体外系症状。

【辅助检查】

1.血常规检查　患者是否贫血、是否存在红细胞增多症和血小板增多症。

2.血糖和电解质　检查患者是否存在电解质紊乱、高血糖、低血糖和尿毒症等导致患者进行性躯体和智能障碍的原因。

3.凝血酶原时间/活化的部分凝血活酶时间（PT／APTT）　急性卒中患者在应用抗凝剂及溶栓治疗前需要了解凝血状态，国际标准化比率（international normalized ratio，INR）如INR升高超过1.3者不能进行溶栓治疗。

4.其他　可根据患者情况选择心肌酶谱、动脉血气分析等不同检查项目。

【影像学检查】

1.CT扫描　最常用的影像学检查项目。缺血性卒中的大多数治疗方法须在CT扫描证实无出血的情况下进行。CT扫描对早期缺血（<6h）不敏感，急性卒中发病早期可提示缺血性改变的征象有：灰白质分界消失、脑沟变浅和岛带消失。早期占位效应和低密度区提示不可逆性损伤，如果进行溶栓治疗，发生出血的危险性较大。低密度区大于大脑中动脉供血范围的1/3应是溶栓治疗的相对禁忌证。大脑中动脉高密度征提示MCA内存在血栓，提示患者有半球卒中的危险，条件允许应予积极的溶栓治疗，包括动脉内溶栓治疗。同时，CT扫描可显示患者症状的其他原因，包括肿瘤、硬膜外和硬膜下出血、动脉瘤、脓肿、动静脉畸形和脑积水等。

2.MRI　MRI检查不仅可显示非常清晰的结构，而且还可显示代谢的受损。弥散加权MRI通过检测水分子运动的变化可较常规MRI或CT更早发现缺血性脑损伤区。与灌注MRI相结合，可形成弥散加权成像与灌注加权成像（DWI／PWI）不一致性，并可从理论上确定可能挽救的脑组织（即"半暗带"）。MRA是一种无创性技术，无需注射造影药便可显示头颈部的血管解剖和闭塞性疾病。

3.脑血管造影　用于显示颅外和颅内血管结构、动脉内溶栓和导管器械辅助治疗。

4.经颅多普勒（TCD）　检查可对颅外颈动脉和包括MCA和椎-基底动脉在内的颅内大血管的闭塞部位和程度进行评估，也可用于检测溶栓治疗后血流的恢复情况。

【诊断】

根据突然起病，一般在数小时中脑部局灶性损害症状达到最严重的损害程度。在安静或睡眠中起病，如头痛、呕吐，生命体征平稳等典型表现，年龄多在50岁以上，具有动脉硬化、糖尿病、高血脂者；既往有TIA发作史，不难做出诊断。应特别注意做出定位诊断和病因诊断。根据脑损害的症状和体征大部分可归纳为某一血管供血区的脑功能缺损或多根血管供血区的脑功能缺损。通过各种病史、血生化和脑脊液检查、CT或MRI、血管活检等病理资料来分析脑血栓形成的原因。

【鉴别诊断】

要与脑栓塞、出血性卒中相鉴别。急性暴发型要与脑炎、脑膜炎鉴别。缓慢进展型要与脑瘤、慢性硬膜下血肿等鉴别，行CT和MRI检查有重要的意义。

【治疗】

1.治疗时机　最有效、最主要的治疗时机是急性期。急性期的正确处理可明显减少患者的病死率，提高生存率，减轻病后伤残程度。急性期治疗包括一般性治疗和针对病因的治疗。一般性治疗包括控制并发症，保持良好的营养状态以及正确的护理。至今已有许多被认为有效的治疗方法应用于临床，并不断有新的疗法问世，但是在循证医学的最高证据分析评价中，目前只有四种疗法对卒中有肯定的疗效，这就是卒中单元、溶栓治疗、抗血小板治疗和抗凝治疗。因为临床治疗受病因、病变部位及大小、复杂的病理生理改变及全身因素等影响。实际临床工作中必须根据脑部病变、全身状况以及病因等不同，实施个体化的治疗选择。

脑梗死急性期，梗死区在1～3h内肉眼见无明显病理变化。梗死区的核心部分在3～6h内已坏死且难以逆转。但其周围边缘地带或称缺血性半暗带和水肿区在6～12h内治疗，尚可挽救一些神经元。因此，在急性期3h内治疗十分重要。由于脑血栓形成的起病和病程进展特点，使得患者对其症状的严重性和进展性常不够注意，结果延误就医时间。发病后3h内即行治疗在常规临床工作中很难实行。在6～12h内急性期的治疗则能够尽可能减少"血栓—栓塞"的范围和严重后果；同时，及时控制脑水肿、预防或减轻并发症，以避免病情的进一步加重。

2.卒中单元　是指医院中专门为卒中患者提供床位的特殊病区，并由多专业小组负责，包括普通病床和重症监护病床，目的是给脑卒中患者提供标准的诊断、治疗、康复和专业监护。不论个案研究还是荟萃分析的结果都显示卒中单元治疗急性卒中方面的优越性。随着人们对卒中单元认识的提高，相信卒中单元将相继在有条件的医院建立并得到逐步完善。

3.溶栓治疗　溶栓药物通过激活纤溶酶原（plasminogen，PLG）形成纤溶酶（plasmin，PL），PL再降解血栓中的纤维蛋白，形成可溶性的纤维蛋白降解产物（fibrin degradation product，FDP），从而使血栓溶解。第一代溶栓药物包括链激酶和尿激酶，尿激酶能使纤溶酶原中的精氨酸—缬氨酸化学键断裂，直接激活纤溶酶原转化为纤溶酶，引起纤维蛋白和凝血因子Ⅰ降解，溶栓能力较链激酶强，其来源为内源性，无免疫反应，较少引起出血不良反应，目前在我国已作为主要溶栓药广泛应用。

（1）静脉溶栓：作为我国"九五"重点科技攻关项目进行的尿激酶静脉溶栓治疗ACI多中心协作临床研究得出如下结论：在严格掌握适应证的前提下，尿激酶静脉溶栓比较安全；尿激酶的剂量以150万U优于100万U；3h内，100万U具有理想的远期效果。第二代溶栓药物主要有重组的纤溶酶原激活物（r-tPA），因来源有限，价格高，国内使用较少。应选择在急性脑梗死症状后3h内应用为佳。也可在发病后6h内，但CT检查无梗死区发现时应用。建议r-tPA剂量为0.48mg／kg体重，最高不超过50mg。10％剂量在1～2min内静脉注射，其余剂量在60min内缓慢静脉滴注。ECASS（the European Cooperative Acute Stroke Study）和NINDS（the National Institute of Neurological Disorders and Stroke）进行的临床研究结果提出，在ACI发病后3h之内予以0.9mg／kg剂量的r-tPA进行静脉溶栓可以改善患者的预后。由于r-tPA有脑内出血和病死率增加的危险，故应慎重选择患者，目前尚不能成为常规应用。静脉内溶栓因简单、方便在临床上应用较广，但是由于是全身用药，药物用量大。长时间、大剂量给予rt-PA时，会导致全身性纤维蛋白溶解，出血并发症增加，因此需严格控制治疗时间窗在3h内。

（2）动脉内溶栓：是将rt-PA直接注射于血栓局部，在局部形成较高浓度，对全身血液系统影响小，剂量约为静脉内用药量的50％，不仅可以将时间窗延长至6h，还可以在监视器下直接观察溶栓过程，使治疗效果得到保证，药物使用相对更加个体化和精确化。更重要的是，可以在溶栓治疗的同时，联合应用血管成形术对（椎-基底动脉）狭窄的动脉进行扩张及动脉内支架治疗，是一种值得推广的治疗方法。但是由于插管操作方法复杂，需要专门的技术人员，耗时较长，可能延误最佳治疗时机而使其综合疗效和静脉溶栓相似。

4.抗血小板治疗　血小板在参与组成血栓的重要成分，血小板的激活在血栓形成过程中起着重要的作用。

（1）阿司匹林：是最常用的抗血小板药物，其通过抑制环氧合酶产生不可逆的抗血小板活性。阿司匹林对多种血栓形成均有较好的预防作用，可降低卒中再发的危险性。但是对其应用剂量一直存在争议，大规模随机双盲临床试验结果推荐剂量为160～300mg／d，在脑梗死发病48h内开始使用。过敏、出血性疾病、肝功能受损、低凝血酶原血症、维生素K缺乏、哮喘者禁忌应用。溶栓治疗后至少在24h之后方可应用。因为与抗凝剂合用时可使出血时间延长，应慎用。

（2）噻氯匹定，为腺苷受体拮抗药，主要抑制二磷酸腺苷（ADP）诱导的血小板聚集，在增高PGI_2水平的同时可降低TXA_2的水平，比阿司匹林的抗血小板作用更强。噻氯匹定可抑制血小板膜受体（GPⅡb／Ⅲa），是能够同时抑制多种血小板激活途径的唯一制剂，因此与阿司匹林相比，噻氯匹定的作用更广泛。用法用量：250mg，2次／日，口服。不良反应主要有胃肠道反应、粒细胞减少、血胆固醇水平升高、皮疹、脑内出血、鼻出血等。

（3）氯吡格雷：与噻氯匹定化学结构类似，能抑制ADP诱导的血小板聚集。氯吡格雷与阿司匹林在缺血事件中的疗效比较研究结果显示，氯吡格雷在降低缺血性卒中、心肌梗死等缺血性血管病变方面，略优于阿司匹林，使发生缺血性血管病变的相对危险度降低8.7%，不良反应比阿司匹林少，可用于对阿司匹林无效或不能耐受的患者。

（4）奥扎格雷钠：为TXA_2合成酶抑制药，因为其抑制作用为竞争性抑制，服用阿司匹林的患者，TXA_2合成抑制效果差。常用量为80mg，2次／日，稀释后静脉滴注。

5.抗凝治疗 目前临床上常用的抗凝药物主要是低分子量肝素，平均分子量为4000～6000；主要抑制血栓和内皮表面的X_a因子，对循环中游离的$Ⅱ_a$作用弱，对血小板几乎无作用，也不增加毛细血管通透性。常用的低分子量肝素有低分子肝素钙注射液、低分子肝素钠注射液、那屈肝素钙注射液、依诺肝素钠注射液等。对于疗效的评价主要是根据血浆中X_a／$Ⅱ_a$比值，数值越大，疗效越好，不良反应越低。预防用药：1次／日，疗程7～10日。治疗用药：2次／日，疗程10～14日。

6.降纤治疗 降纤类药物的主要成分为类凝血酶样蛋白酶，作用与凝血酶有相似点，又有不同，主要是使凝血因子Ⅰ降解为可溶性较强且易于被网状内皮系统吞噬的纤维蛋白单体，阻碍交联纤维蛋白血栓形成。此外，因为产生了纤维蛋白，还能间接诱发内皮细胞释放rt-PA，具有间接溶栓作用。常用的降纤制剂有安克洛酶、巴曲酶、海王降纤酶等。巴曲酶，首次10BU，以后隔日5BU，加于生理盐水250mL缓慢静脉滴注。同时，需监测凝血因子含量，根据检测结果疗程不一。中国海王降纤酶治疗ACI疗效观察结果显示，降纤效果确切，复发率明显减少，脑保护等其他作用机制尚有待于进一步证实。美国和加拿大进行的一项安克洛酶多中心随机双盲临床试验，入选标准为缺血性卒中3h内，维持静脉滴注，使凝血因子Ⅰ控制在542～938 mg／L，结果显示，治疗组神经功能改善较安慰剂组明显。此类药物宜早期应用，有人提出降纤制剂与溶栓药物一样，只有在起病3h内使用才有效。

7.扩充血容量和稀释血液　500 mL葡萄糖酐-40，1次／日，静脉缓慢滴注，10～14日为一个疗程，必要时可重复。心功能不全者可减少剂量。个别偶有发生面色青紫、血压降低等过敏现象者，一旦发生及时停用并用肾上腺素0.5 mg皮下注射和地塞米松5 mg静脉注射。葡萄糖酐-40能减少血小板聚集、稀释血液、增加血容量、降低血黏度，从而增加血流速度，改善病区的微循环。单用葡萄糖酐-40补入，这实际上是一个高容量稀释法。等容量稀释法：在静脉放血的同时，补充相等体积的葡萄糖酐-40，也有低容量稀释法，国内很少应用。

8.血管扩张剂的使用　一般用于TIA和不完全性脑梗死较为合适。对于动脉硬化严重以致血管完全闭塞的患者是否应用脑血管扩张药治疗值得讨论。脑梗死时有血压下降，或有明显的脑水肿时因为易出现盗血综合征禁用或慎用脑血管扩张药。扩血管药物的种类十分多，常用的有作用于血管平滑肌的罂粟碱，60 mg加于5％葡萄糖注射液250 mL内静脉滴注，1次／日，7～14日为一个疗程。钙通道阻滞药（作用于平滑肌）：桂利嗪25 mg，3次／日。其他扩血管药物还有尼莫地平、尼卡地平、氟桂利嗪等。

9.脑水肿治疗　动脉硬化性脑梗死或其他缺血性脑血管病的发病最初几日有血管源性的脑水肿或细胞缺氧性水肿，故有脑水肿存在。轻者用20％甘露醇或10％甘油注射液250 mL，静脉快速滴注，2～4次／日。但量不宜过大，时间不宜过长，以防脱水过度导致血容量不足和电解质紊乱等。

10.其他治疗

（1）中药活血化瘀：如丹参、川芎、三七等也可应用。改善脑细胞的代谢药物胞磷胆碱、阿米三嗪萝巴新、吡拉西坦等。

（2）高压氧疗法，体外反搏疗法和光量子血液疗法等。后者是将自体血液100～200 mL经过紫外线照射和充氧后回输给自身，每2～3日1次，5～7次为一个疗程。

在治疗过程中，应将血压维持适当水平，不宜偏低。对瘫痪肢体，应早期进行瘫痪肢体活动及按摩，早期康复以促进功能恢复，并防止肢体挛缩畸形。

（3）恢复期应加强瘫痪肢体功能锻炼和言语功能训练，除药物外，可配合使用理疗、体疗和针灸等。此外，必须开始二级或三级预防，如长期服用抗血小板聚集药阿司匹林、双嘧达莫等，有助于防止复发。

第二节　进行性皮质下动脉硬化性脑病

【概述】

皮质下动脉硬化性脑病（subcortical arteriosclerotic encephalopathy）于1894年首先由宾斯旺格（Binswanger）报道。其临床特点为老年人在脑动脉硬化基础上，大脑白质弥漫性脱髓鞘性脑病，但弓状纤维保留。病变主要累及侧脑室周围、半卵圆中心等皮下脑深部白质，多为双侧性，常伴有腔隙性脑梗死、脑萎缩。临床主要表现为进行性痴呆。近30年来，关于皮质下动脉硬化性脑病是否为一个独立的疾病实体的争论，一直在神经病学和神经病理学界激烈进行。一些学者认为皮质下动脉硬化性脑病是脑血管病的一个类型，另一些学者认为皮质下动脉硬化性脑病是多种慢性缺血性病变对脑白质造成的共同损害。近20年来，神经放射学家针对头颅CT脑室旁大片的脑白质低密度病灶，提出了白质疏松症的概念。1995年，卡普兰（Caplan）对Binswanger病进行了历史的再回顾，提出新观点——不应该将所谓的皮质下动脉硬化性脑病考虑为一个独立的疾病实体，而那些由前辈们所报道的白质病变，应归结为不同病因和病理生理机制导致的慢性缺血性脑白质病变。1996年，罗马尼（Roman）再次回顾了皮质下动脉硬化性脑病的神经病理改变和神经放射学诊断标准，并重申了瑞典学者Arne Brun等的研究结果，即皮质下动脉硬化性脑病的白质病变实质上是一种不完全的白质梗死，特征是无坏死灶和卒中囊形成，这些病灶在形态学上与缺血性梗死病灶的周边区域组织非常相似，为完全性脑梗死和正常脑组织之间的过渡带。因此，认为皮质下动脉硬化性脑病是高龄老年人易患的疾病。近年来，随着人口的老龄化，使该病诊断明显增加，其白质脑病的病因可能是深穿支动脉终末供血区由于解剖因素、灌注压的变化和出血性因素等导致的慢性缺血。

【病因及发病机制】

Binswanger病是在高血压小动脉硬化的基础上出现的脑深部血液循环障碍，由此引起缺血性脱髓鞘改变。Fisher总结了72例经病理证实的Binswanger病，其中68例（94%）有原发性高血压史，90%以上合并腔隙性脑梗死。可见，高血压所致的颅内小动脉和深穿支动脉硬化、管壁增厚及脂肪透明样变性是其主要病因机制。

Binswanger病的主要病变在脑室周围的深部白质，而深部白质是由长的深穿支动脉供血，它们很少或完全没有侧支循环，且要经很长的距离才终止到脑室周围深部白质，尤其在距离脑室壁3～10mm的终末区即分水岭区。上述解剖学特点决定了高血压颅内小动脉硬化，尤其是深部穿支小动脉硬化，最容易引起所支配区域白质缺血，且因为慢性缺血，导致缺血性脱髓鞘的病理改变。

【病理】

Binswanger病的主要病理改变在脑室周围深部白质。肉眼可见白质萎缩、变薄，呈颗粒状灰黄色，这些改变易出现在脑室周围区域，使脑室扩大并出现脑积水。显微镜下观察可见皮质下白质广泛的髓鞘脱失，尽管脑室周围、放射冠及半卵圆中心脱髓鞘，但皮质下的U形纤维相对完好；胼胝体变薄，但前联合一般正常。白质的脱髓鞘可能有灶性的融合，产生大片脑组织损害。

累及区域内少突胶质细胞减少，损害附近的区域可见星形细胞堆积。小的深穿支动脉变薄，常有透明化，内膜纤维增生，内弹力膜断裂，外膜纤维化。血管闭塞少见，但可见腔隙性脑梗死，常见于基底核区、丘脑、脑干及脑白质部位。因此，Binswanger病患者脑部的病理变化是高血压、小动脉硬化、脑白质慢性缺血性脱髓鞘改变三者并存，脑白质损害主要是由于高血压造成的特异性脑白质慢性缺血性改变。

【临床表现】

（1）原发性高血压史，发病年龄一般在55～75岁，男女发病均等，大多数患者有1次或多次脑卒中发作史，可有偏瘫。

（2）呈慢性进行性发展过程，通常为5～10年，少数可急性发病，可进入稳定期或暂时好转。

（3）伴随的神经系统体征，如运动、感觉、视觉及反射障碍并存；常有锥体系的损害，如肢体无力、反射亢进、痉挛状态及病理反射等。中后期常见的是假性延髓性麻痹及帕金森综合征样的临床表现。

（4）认知及行为异常：表现为无欲、运动减少，对周围环境失去兴趣，意志丧失，言语减少。理解、判断、计算力下降，记忆、视空间障碍。

【影像学检查】

1.CT　呈较对称的脑室周围白质广泛融合的大片状低密度影，且边界欠清，脑室周围白质明显萎缩及双侧脑室不同程度扩大；可见基底核区单发或多发性脑梗死或腔隙性脑梗死。

2.MRI　侧脑室前角、后角及体部周围均显示对称性月晕状大片长 T_1、长 T_2 异常信号，较CT显示更清楚，白质异常面积更大；脑室周围白质明显萎缩及双侧脑室不同程度扩大；可见基底核、丘脑、脑干的腔隙性梗死及其他脑梗死灶。

【诊断】

1.David提出的诊断标准

（1）痴呆时必须具备的条件，是由经神经系统检查和心理学测验证实的。

（2）下列三项条件必须具备两项以上：①脑血管病的危险因素或全身性血管疾病（高血压、糖尿病、心肌梗死、充血性心力衰竭、心律失常）。②具有脑血管病的局灶性神经系统症状和体征（脑卒中发作、锥体束征、小脑及锥体外系症状、感觉障碍等）。③皮质下损害的症状和体征（帕金森综合征、步态异常、肌张力增高及尿便功能障碍）。

（3）CT及MRI所见：CT检查表现为脑室周围白质区及半卵圆中心大致对称的低密度影，边缘模糊，呈月晕状，多数伴有多发性腔隙性脑梗死灶及程度不同的脑室扩大或脑出血残腔。MRI所见危侧脑室前角、后角及体部周围均显示对称性月晕状大片长 T_1、长 T_2 异常信号，脑室周围白质明显萎缩及双侧脑室不同程度扩大；可见基底核、丘脑、脑干的腔隙性梗死及其他脑梗死灶。少数可见脑出血残腔，常伴有脑室扩大及脑萎缩。

2.卡普兰提出的BD诊断标准

（1）具备危险因素：如高血压、淀粉样血管病、弹性纤维假黄瘤病、抗磷脂抗体综合征、糖尿病、心肌梗死、梅毒、红细胞增多症、黏膜腺癌、严重的高脂血症和高球蛋白血症等。

（2）临床特征：发病年龄55～75岁，男女发病均等，常有腔隙综合征的症状及体征，可能由亚急性神经系统症状、局灶性癫痫发作，步态、运动、感知及行为障碍在

5～10年内进行性发展。稳定期、高峰期症状在一段时间内表现不同，可出现锥体束征、锥体外系征、步态不稳、假性延髓性麻痹、惰性、失去兴趣、意识丧失、缺乏判断力及理解力、反应差、记忆、言语及视空间功能障碍。

（3）神经放射学特点：斑样、无规则的脑室周围白质疏松及无规则的脑室周围损害深入邻近的白质、脑室后内侧角的低密度融合，可能与放射冠、半卵圆中心相联系。可伴有多发性腔隙性梗死及脑积水。

【治疗】

1.危险因素的治疗

（1）防治原发性高血压：对于有高血压家族史的患者，及早发现和治疗原发性高血压，对于老年患者，定期查体和监测血压变化，及时治疗高血压。

（2）治疗糖尿病：对于明确诊断糖尿病的患者进行控制饮食、降糖药物治疗或补充胰岛素治疗，对于糖耐量异常患者进行控制饮食和监测血糖水平的定期随访，及时处理糖尿病的各种并发症。

（3）危险人群的监控：对于患有红斑狼疮等结缔组织病的患者，定期进行神经系统症状和体征的检查，出现精神症状或神经系统受累表现时，及时给予对症治疗。

2.腔隙性脑梗死的治疗

（1）双氢麦角碱类制剂：可增加脑血流量，改善脑循环，对于记忆力减退和头痛、头晕、肢体感觉异常等症状有一定的缓解作用。可选用双氢麦角碱1～2mg，3次/日；复方二氢麦角隐亭A（活血素）2mL，2次/日，口服，甲磺双氢麦角碱（舒脑宁）2.5mg，2次/日。

（2）钙离子拮抗药：可减轻缺血性神经元内的钙离子超载，预防细胞程序性坏死，延缓脑老化的速度，对认知功能具有一定的改善作用。可选用尼莫地平10～20mg，3次/日。

3.血管性痴呆的治疗

（1）改善脑循环的药物：具有扩张脑动脉和增加脑循环血量的作用，可选用己酮可可碱400mg，1～2次/日口服；丁咯地尔150mg，3次/日。

（2）改善脑代谢的药物：具有增加脑细胞对氧和葡萄糖的利用，改善缺血组织的神经递质代谢的作用，可选用阿米三嗪萝巴新1片，2次/日，脑活素或爱维治静脉滴注，1次/日，2～4周为一个疗程。

（3）增强记忆力的药物：可选用茴拉西坦0.2g，3次/日口服；石杉碱甲片100～200mg，2次/日口服。

4.康复治疗　对于患有血管性痴呆的患者，在药物治疗的同时，针对患者认知功能斑片状损害的特点，给予增强注意力，增加记忆力，改善计算力的训练，可取得明显的效果。具体方法：每日定时进行算术、语言、书法或绘画的练习，经常进行智力测验的问题训练，参加手工制作练习，经常读书、看报等能有助于延缓痴呆的进程。

第三节　重症肌无力

【概述】

重症肌无力（myasthenia gravis，MG）是由乙酰胆碱受体抗体介导、细胞免疫依赖性、补体参与的自身免疫性疾病，导致神经肌肉接头处突触后膜乙酰胆碱受体自身致敏和破坏。肌肉重复运动后出现疲劳及无力，休息或抗胆碱酯酶药物可使症状缓解。

【病因】

MG免疫学异常的病因尚无定论。自身免疫性疾病多发生在遗传的基础上，有人认为本病的发生与胸腺的慢性病毒感染有关。遗传为内因，感染可能为主要的外因。

HLA的表达受主要组织相容性抗原复合物（MHC）控制，人类HLA抗原的基因位于第六对染色体的短臂上，由A、B、C、D四个位点组成，每个位点又由许多等位基因组成。HLA系统从父母遗传而来，参与机体的免疫反应、免疫细胞间的相互作用，因而与某些疾病的易患性有关。重症肌无力症时在高加索人中发现*HLA-B8*、*DR3*和*DQw2*频度增高，尤其是有胸腺增生的年轻女性；也有作者发现胸腺瘤患者的HLA-B5增加。近年来的研究发现，许多自身免疫性疾病不仅与基因有关，而且与非MHC基因相关，如T细胞受体（TCR）基因、免疫球蛋白基因、细胞因子基因和凋亡基因等。*TCR*基因的异常重排与MG相关，也可能与胸腺肿瘤相关。

【发病机制】

1.电生理学　众所周知，Ach被储存于突触前膜的神经末梢中，在静息的神经末端能自发地释放Ach量子，作用于突触后膜受体，引起受体轻度去极化，出现幅度为0.5～1mV的微小终板电位。这一电位达不到产生动作电位的阈值，可自行消失。微小终板电位是每个量子Ach使终板受体去极化的结果。当神经冲动到达神经末梢时，许多量子的Ach同时释放。因此，终板电位是微小终板综合的结果。在正常的神经肌肉接头，终板电位足以产生肌动作电位；在MG，AchRs的数量下降，终板电位随之下降，导致在一些接头部位无法传递。当在许多接头点都传递失败时，整块肌肉的力量下降，临床表现为力弱或持续运动后的疲劳。

2.体液免疫　MG时产生的抗体Ach受体抗体与Ach受体结合，形成抗体-受体复合体，通过不同的机制，包括阻断受体分子中活化中心，增加降解、减少合成以及对受体的阻滞、封闭，使神经肌肉接头处Ach受体数目减少，产生神经肌肉接头传递阻滞，出现肌无力，因此体液免疫在本病发生中起着重要的作用。

3.细胞免疫　T细胞在MG自体免疫应答中起关键作用。体液免疫大量研究资料阐明AchR作为MG的靶子遭到损害，是由AchR-Ab介导的；而AchR-Ab对AchR免疫应答是T细胞依赖性的，AchR反应性T细胞系或克隆已从肌无力患者周围血淋巴细胞中分离出来，并在生物体外繁殖。AchR-Ab的产生必须有nAchR特异性CD4$^+$T细胞的参与。AchR特异性CD4$^+$T细胞先通过其受体（TCR）对AchR特异性位点的识别，然后由T辅助细胞（Th）将AchR主要免疫原性特异性抗原提供给B细胞，促使B细胞分泌高致病性的AchR-Ab。Th细胞通过分泌细胞因子来实现对AchR-Ab分泌的调节。其中Ⅰ类辅助细胞（Th1）产生IL-2、γ-IFN、β-IFN，参与迟发性变态反应；Ⅱ类辅助细胞（Th2）则分泌IL-3、IL-4、IL-6，与产生AchR-Ab有关。已知抗原提呈细胞（APC，包括巨噬细胞、树突状细胞及B细胞），把特异性抗原AchR提供给Ⅱ类主要组织相容性复合物（MHC-Ⅱ）的CD4$^+$T细胞，因此，TCR-AchR-MHC产物构成复合物，该复合物形成MG免疫应答的基础。

4.补体参与　MG活动器患者血清中补体含量减少，且其程度与临床肌无力的严重程度一致；突触后膜区可见nAchR-Ab和补体形成的免疫复合物沉积；把MG患者血清注入补体不足的啮齿动物，则其MG的被动转移就不能成功。

【病理】

1.肌纤维在急性期可出现肿胀、坏死，肌纤维内及肌纤维间出现细胞浸润，后期可出现肌纤维萎缩，或呈单个分布，或呈群分布，但呈群分布更多见。淋巴细胞在萎缩肌纤维周围的聚集称为淋巴漏，为一有重要意义的改变，说明本病为自身免疫性疾病。

2.神经肌肉接头　可见不同的形态学改变，包括一个运动轴突在同一肌纤维上出现多个终板，肌纤维表面终板过长，终板扩张部皱缩和侧支形成。电镜下可见突触间隙加宽，间隙内有碎片堆积，突触后膜皱褶稀少，几何构形高度简化，一些区域内次级间隙完全消失。突触后膜长度及与单位区域内突触后膜长度（突触后膜密度）减小。突触前结构包括囊泡的数量及大小正常，突触后膜AchR明显减少，但是未发现在突触区域外出现AchR。

3.胸腺病理　MG患者10%出现胸腺瘤或其他新生物，胸腺瘤可呈上皮样、纺锤样、淋巴样或淋巴-上皮样各型，以淋巴-上皮样最多见。未发现肿瘤的患者80%胸腺中可出现生发中心、淋巴细胞和浆细胞增多，髓质、皮质连接部网状纤维数目及肥大细胞、巨噬细胞增多，以及出现胸腺肌样细胞。

【临床表现】

1.发病特点

（1）近来报道，患病率全球范围内，重症肌无力的患病率大致在（77～150）/100万至（150～250）/100万之间。这一范围反映了全球不同国家和地区间该疾病的流行情况存在差异。在中国，重症肌无力的患病率也有类似的报告。具体来说，有数据显示中国患者的患病率约为（77～150）/100万。此外，也有研究通过发病率来间接反映患病率情况，指出中国重症肌无力的发病率约为0.68/10万，而患病率通常是发病率的累积结果，因此实际患病率会高于这一数字。重症肌无力的患病率在性别上存在差异，女性患病率通常略高于男性，比例约为3：2，任何年龄均可发病，但有两个发病高峰，女性以30多岁为多，而男性以60～70岁发病率高。有报道，女性患者在0～10岁及21～30岁有两个发病高峰。MG只有极少数病例有家族史，绝大多数均为散发。

（2）发病隐袭，也有突然发病。感染、精神刺激、过度疲劳、外伤、分娩、中毒及应用某些抗生素（链霉素、新霉素等）可引起发病或使症状加重，亦有在妊娠期缓解者。肌疲劳及肌力弱为本病的主要临床表现。症状波动表现为持续活动后出现肌肉疲劳和肌力弱，休息后症状减轻，典型表现是晨轻暮重。在不同时间内可交替出现缓解、减轻、复发、恶化，但部分患者亦可表现为持续性肌肉力弱。

（3）90%以上的MG患者出现上睑下垂及眼球运动障碍，上睑下垂通常为本病的首发症状，初起累及一侧，可从一侧发展成两侧，所需时间不等，大部分在半年以内，少数长达15年。眼球运动各方向均可受限，常伴有复视，晚期可出现眼球固定。瞳孔括约肌一般不受累。面肌无力表现为鼓腮漏气、噘嘴不紧、闭眼不紧。咀嚼肌和咽喉肌受累时表现为咀嚼和吞咽困难、进食呛咳、言语含糊、声音嘶哑或带鼻音。舌肌受累时伴有伸舌困难。四肢肌肉以近端受累为主，上肢伸肌比屈肌重，下肢屈肌比伸肌重。颈屈肌受累为一重要表现，以致患者坐位时常需以手支颈。腹肌、肋间肌、呼吸肌、膈肌亦可累及，常与其他肌无力并存，但有时亦可单独出现。在肌无力危象时最易出现呼吸肌无力。MG可伴有其他疾病，如胸腺瘤，其次为甲状腺功能亢进，少数伴类风湿关节炎、红斑狼疮、自体溶血性贫血等。

2.临床分型　为标明MG肌无力分布部位、程度及病程，一般还采用Ossermen改良法分型，近来由adhoc委员会标准化，分为以下类型：

Ⅰ型（眼肌型）：仅眼外肌受累，可有眼闭合力弱。

Ⅱ型（全身型）：全身肌肉轻度力弱，也可有不同程度的眼肌力弱。其中Ⅱa型，主要累及肢体和（或）轴性肌肉，咽肌受累可能较轻，Ⅱb型，主要累及咽肌和（或）呼吸肌，肢体肌肉、轴性肌肉同等受累或较轻。

Ⅲ型：全身肌肉中等度力弱，也可有不同程度的眼肌力弱。其中Ⅲa型，主要累及肢体和（或）轴性肌肉，咽肌受累可能较轻；Ⅲb型，主要累及咽肌和（或）呼吸肌，肢体肌肉、轴性肌肉同等受累或较轻。

Ⅳ型：全身肌肉重度力弱，也可有不同程度的眼肌力弱。Ⅳa型，主要累及肢体和（或）轴性肌肉，咽肌受累可能较轻；Ⅳb型，主要累及咽肌和（或）呼吸肌，肢体肌肉、轴性肌肉同等受累或较轻。

Ⅴ型：插管，用或不用机械通气，常规术后处理除外。需要鼻饲但不需要插管者分类在Ⅳb。

3.各种危象是肌无力突然加重，特别指呼吸肌（包括膈肌、肋间肌）及咽喉肌严重无力，导致呼吸困难，喉头与气管分泌物增多而无法排出，需人工呼吸排痰。多在重型基础上诱发，伴有胸腺瘤者易发生危象。危象可分为以下三种：

（1）肌无力危象：为疾病本身发展所致，此时胆碱酯酶抑制药往往药量不足，加大药量或静脉注射依酚氯铵后肌力好转。常由感冒诱发，也可发生于应用神经—肌肉阻滞作用的药（如链霉素）、大剂量皮质类固醇、胸腺放射治疗或手术后。

（2）胆碱能危象：是由于胆碱酯酶抑制药过量引起，除肌无力症状外，主要表现胆碱能毒性反应：肌束颤动、瞳孔缩小、出汗、唾液增多、头痛、精神紧张。注射依酚氯铵无力症状不见好转，反而加重，但用阿托品以后症状可以减轻。

（3）反拗性危象：主要见于严重的全身型患者，多在胸腺手术后、感染或其他不明原因所引起，对胆碱酯酶抑制药暂时失效，加大药量无济于事。

【辅助检查】

1.肌电图检查

（1）常规肌电图检查：大多数MG患者针极肌电图正常，部分患者出现插入活动延长，纤颤，正相电位，收缩时运动单位电位时限缩短，电压降低，多相电位增加，重收缩时呈病理干扰相。

（2）重复电刺激实验：用低频或高频刺激支配四肢的神经，都能使动作电位幅度很快降低10%以上者为阳性。神经重复刺激的阳性率与选择肌肉有一定的关系。国内沈氏等测定40例MG患者，眼轮匝肌阳性率为61.8%，外展小指肌阳性率为28.6%。国外有研究者测定164例MG患者，外展小指肌阳性率为31%，三角肌阳性率为65%，提示近端重于远端。

（3）单纤维肌电图：重症肌无力症时表现为Jitter延长，甚至出现部分及完全性传导阻滞，阳性率达94%，临床症状重的肌肉Jitter值延长显著，并出现部分及完全性传导阻滞，无临床症状的肌肉阳性率亦高达75.7%。

2.血液检查　85%的全身型和60%的眼肌型MG患者血中AehR-ab fit性；活动期患者血清中补体含量减少，且与临床肌无力的严重程度相关。

3.胸腺的影像学检查　胸部X线检查发现纵隔增宽，胸腺CT扫描可以发现5%～18%有胸腺肿瘤，70%～80%有胸腺增生；纵隔CT阳性率可达90%以上。

【诊断】

本病重复运动后出现肌疲劳、肌力弱，症状有波动性，甚至1日内可有差别，波及脑神经支配的眼外肌、面肌、咀嚼肌、延伸肌、颈肌及肢体肌肉，休息后症状减轻，无神经系统的其他阳性体征，可考虑本病。对可疑的患者，做如下检查：

1.肌疲劳试验　令患者连续闭目睁眼50次出现垂睑，或做其他重复运动，如外展上臂、仰卧位连续抬头、紧握放松拳头、连续叩击膝反射出现肌疲劳。

2.药物试验

（1）依酚氯铵试验：静脉注射依酚氯铵2mg，如无特殊反应，再注射8mg，1min内症状好转。

（2）新斯的明试验：肌内注射新斯的明0.5～1mg，30～60min内症状减轻或消失。

3.肌电图检查　经重复电刺激检查出现动作电位波幅下降，低频刺激递减程度在10%～15%以上，高频刺激递减程度在30%以上为阳性。

4.血清AchR-Ab滴度测定　对MG的诊断有特征性意义。

【治疗】

胆碱酯酶抑制药、激素隔日疗法、免疫抑制药、血浆置换和胸腺切除是MG的有效治疗方法。胆碱酯酶抑制药适用于各型MG；血浆置换只有短期治疗作用，适用于严重型及危象时，胸腺切除是胸腺瘤的绝对指征。

1.胆碱酯酶抑制药　能抑制突触间隙中的胆碱酯酶，防止乙酰胆碱水解，使间隙中保持相当浓度的乙酰胆碱，引起肌膜的去极化，促进神经冲动传导，改善肌无力症状。常用溴吡斯的明，起效在15～30min后，持续3～4h。成年人用法为60～90mg/次，4次/日。通常情况下，对于大多数患者抗乙酰胆碱药物只部分改善症状，经数周或数月治疗后它们的作用减弱。

2.胸腺切除　所有全身型的成年MG患者均建议做手术；青春期前如出现严重功能障碍，以及影响生命时也可做手术；无胸腺瘤的眼肌型以及青春期X线未显示胸腺瘤者，一般不宜手术，但这一标准并非绝对。一些作者发现，即使临床、X线未显示胸腺瘤的患者，手术中仍见胸腺瘤。无胸腺瘤者胸腺切除术后症状缓解率达85%，有胸腺瘤者症状缓解率达25.0%～76.2%。胸腺切除术后临床症状改善时间可维持1～3年或更长。

3.激素治疗　激素治疗MG的机制不清，但与纠正免疫功能有关。治疗的有效率达96%，其中缓解和显效率为89%。

（1）大剂量冲击疗法：甲泼尼龙1000mg/日，静脉滴注，连续3～5日，改用地塞米松10～15mg/日，静脉滴注，连续5～7日后可改泼尼松100mg/日，晨起顿服。症状基本消失时每周2次，晨起顿服40mg，维持1年以上。无病情反复，可以继续逐渐减量至停药。

（2）小剂量持续疗法：泼尼松15～20mg/日，在能耐受的情况下，每2～3日增加5～10mg，直到达到60mg/日，持续1～3个月或接近或达到最大改善，逐渐减量。

激素治疗出现疗效时间最早为开始治疗后1～50日，若2～3个月未获疗效应停止治疗。症状改善后维持时间1～5年。不良反应为库欣综合征、糖尿病、高血压、消化道溃疡、骨质疏松、股骨头无菌性坏死和胃肠道出血等，应予注意。在疗效未出现前应继续佐用胆碱酯酶抑制药，剂量可减少。

4.免疫抑制药治疗

（1）硫唑嘌呤：Hertel应用硫唑嘌呤150～200mg／日治疗64例MG患者，33例在胸腺切除术后给药，增强术后的疗效。严重型15例MG患者同时用激素及硫唑嘌呤治疗，14例取得进步，1例出现严重骨髓抑制。

（2）环磷酰胺：水野等用环磷酰胺2mg／（kg·d），治疗15例，显效20％，有效53％。

（3）其他免疫抑制治疗：也有用胸腺素、转移因子、环孢素和左旋咪唑等治疗有效的报道。

5.血浆替换治疗　能迅速清除血浆中AchRab及免疫复合物等。适用于抢救危象，但必须接上后续治疗，加用硫唑嘌呤或胸腺手术。

6.丙种球蛋白　用大剂量丙种球蛋白，0.4g／（kg·d），静脉滴注，连用5日。如果能耐受，可在3日内输完全部剂量。治疗病情严重全身型MG患者，可取得显著疗效，迅速扭转危象。大约70％的患者症状在用药时或几日后得以改善，可维持数周至数月。以后须及时加用其他治疗，如胸腺放疗或手术。治疗机制可能是直接作用于CD4$^+$细胞，抑制抗体形成；或通过独特型网络机制，阻断AchRab与AChR的结合。

7.危象的处理　肌无力危象一旦发生，应及时做气管切开行机械呼吸，保持呼吸道通畅，维持通气量，然后确定为何种危象。

（1）胆碱能危象时应停用一切抗胆碱酯酶药物，为减少呼吸道分泌物可肌内注射阿托品1mg。

（2）肌无力危象时可静脉滴注新斯的明（5％葡萄糖溶液500mL内加1.0mg新斯的明）；也有作者认为即使肌无力危象，抗胆碱酯酶药物也应停用，给予血浆交换或免疫球蛋白，呼吸逐渐恢复后再缓慢给予抗胆碱酯酶药。

（3）反拗性危象时立即停用抗胆碱酯酶药，过一段时间后重新调整剂量或改用其他方法治疗。

第四节　多发性硬化

【概述】

多发性硬化是一种中枢神经系统自身免疫的罕见性疾病，中国定义罕见病的概念是发病率在1/10万以下。其病理特征为中枢神经系统的白质脱髓鞘和激发性的胶质增生的炎性病灶，并在脑和脊髓的白质中形成散在的、多发性的、不规则的髓鞘性硬化斑块。我国的患者分布较广，绝大数为汉族，少数为蒙古族、满族、朝鲜族等。发病年龄多见于20～40岁，30岁为发病高峰，女性较男性多。

【病因】

明确的病因尚不清楚。但根据流行病学、动物实验与临床检查，推测本病有两个主要理论，即很可能为病毒感染，或宿主对感染因子或自身抗原产生的免疫反应。

【病理】

1.脑外观　常无明显特征，仅患病多年的病脑显示脑沟增宽。脊髓急性横贯性病损时，病变阶段肿胀。少数慢性病例可见脊髓轻度萎缩。

2.切面　可见脑室扩大，在视神经、视交叉、脊髓、脑干、小脑与大脑白质内，有多发性的脱髓鞘病灶；脊髓病变以颈髓受累为多见，好侵犯皮质脊髓束与后索，病灶常呈圆锥形或半圆形，基底部近脊膜，病变严重时涉及多个阶段。脑部病损分布大致对称，脑室与导水管周围是特征性的好发部位，在大脑皮质、灰白质交界处与白质浅层可能有些几毫米的明显小于脑室周围的小病灶，病灶色泽按急、慢性程度不同而呈粉红色或灰白色，急性病灶可能难用肉眼检出，而慢性硬化斑则较为显见。

3.电镜、光镜与免疫组化检查　发现最早的变化是星形细胞肥大，在其细胞质边缘与胞突处散有多量溶酶体与嗜铋性空泡颗粒状溶噬体，溶酶体酶降解细胞周围的髓素，使之解体成细粒状与无定形的电子致密物质，递解的髓素蛋白又触发免疫机制，形成更为恶化的脱髓鞘性变。小胶质增生，吞噬类脂化合物，形成泡沫细胞，并很快移向临近的小静脉。病灶多以小静脉为中心，或见小静脉血栓与小灶静脉周围出血。星形细胞增生。慢性期炎性细胞逐渐消退，遗留髓鞘脱失、星形细胞增生与胶质化的硬化斑。病程早期可见轴索的断裂或丧失，且与神经功能障碍的程度相关。病变也可累及灰质神经元，从组织学的角度来讲，皮质损害的发生率常被低估。另外可累及周围神经系统，主要表现在神经根，病灶呈斑块样分布，光镜下可见"洋葱球"样改变。

【临床表现】

起病快慢不一，以亚急性起病为多。由于病灶部位不同，临床表现不一。病程多呈波动变化，常有自然缓解和复发。由于病理损害的部位不同，临床表现不尽相同，常见的表现如下：

1.感觉障碍 常由于脊髓丘脑束、脊髓后索或皮质下白质内囊后支损害引起。最常见的主诉为麻刺感、麻木感，也可有束带感、烧灼感、寒冷感或痛性感觉异常。疼痛作为早期症状也是常见的，多见于背部、小腿部或上肢。检查时所能发现的感觉障碍随病灶的部位而定，可以为周围型、脊髓型、皮质型、内囊型或不规则形。深感觉障碍相对浅感觉障碍少见，一旦出现，表现较为明显。颈脊髓损害时的特征性表现为Lhermitte征，表现为屈颈时出现自后颈部向下放射的触电样感觉异常，由于颈髓损害累及后索与背根进入脊髓而受到刺激而引起。偶尔也可遇到不典型的脊髓半横断征，也可表现为游走性的感觉异常。早期感觉症状一般持续不久，常在数周后缓解。疾病后期可出现持续的脊髓横贯性感觉障碍。

2.随意运动障碍或共济失调 造成随意运动障碍的病理基础主要是皮质脊髓束的损害，可引起痉挛性瘫痪，表现为单瘫、偏瘫、交叉瘫或截瘫等，检查时出现反射增强或亢进，浅反射可减弱或消失，并出现病理征。常见的共济失调表现为小脑性或深感觉性共济失调。小脑性共济失调的病理基础主要为小脑、脊髓小脑或小脑红核脊髓通路损害。

3.脑神经功能障碍 除视神经与视交叉部位可有脱髓鞘病灶外，其余脑神经功能障碍多由脑干病灶损害引起。视神经障碍常见于球后视神经炎，不少患者以球后视神经炎或视盘炎为首发症状，常最先就诊于眼科，数月、数年或数十年后出现其他神经系统症状；表现为视力减退与视野障碍，视力减退轻重不一，但很少致盲。视野障碍以色觉视野最先受累，常见中心暗点。症状常为一侧性或先后累及双眼；少数患者双眼同时受累，提示病损，可能在视交叉部。病损接近视盘时，可见视盘肿胀，边缘模糊。首次发病，易于缓解，反复发作可致视盘颞侧苍白。在眼球运动方面，展神经功能障碍较多，动眼神经者次之，滑车神经的功能常不受影响。内侧纵束病灶引起核间性眼肌麻痹，少见于其他疾病，若年轻人出现双侧核间性眼肌麻痹，则更应考虑本病可能。除眼球运动障碍可能引起复视外，尚见无明斜视的短时间复视。瞳孔或可不规则缩小，甚至光反射减弱，亦可见霍纳（Horner）征。晚期可有上睑下垂。眼球震颤常见，多与脑干或小脑病损有关，可为水平性、旋转性或垂直性；偶见直视时出现轻度摆动性眼震样动作。偶见面部发麻或异样感，或伴局部感觉、角膜反射减退。1%～2%的患者有三叉神经痛，对三叉神经痛的年轻患者应疑及本病可能。少数患者以面瘫起病，很快恢复。有时伴有展神经功能障碍。病程中可能看到面偏侧痉挛以及自眼轮匝肌扩展到整个面肌的面肌颤搐（facial myokymia）。

4.周围神经损害　可表现为节段性感觉障碍，腱反射减弱或消失，肌肉萎缩，尤其是双上肢的远端较其他部位常见。

5.疲劳症　有报道MS患者发生率为80%～97%，常表现为不可抗拒的疲劳感，缺乏活力，无精打采，全身困乏无力等表现。

6.认知功能障碍　MS患者的认知功能障碍发生率为30%～70%，以经典的MS为多见，脊髓型患者发生率相对较低。常表现为记忆力减退，注意力不集中，反应时间长，严重者可出现智力减退，包括失用、失认等症状，还可出现痴呆的表现。

7.精神症状　以情感障碍为常见，可出现抑郁症、焦虑等。抑郁症的发生率约为50%，常表现为情绪低落、兴趣感缺乏和主观能动性丧失等，严重者可出现自杀现象。少数患者可出现躁狂表现。

【辅助检查】

1.脑脊液检查　外观正常，压力不高。临床静止期时，60%～70%的患者细胞数正常；疾病活跃时，60%左右患者有单核细胞轻中度增多，多不超过$50 \times 10^6 / L$。但在急症病例，增值可能较多，其中大多为T淋巴细胞。急性期可能尚有多形核白细胞，更是疾病活动的指征。随访的比值，也可作为疾病活动情况的参考，活动期比值上升，缓解期比值下降。病程中，脑脊液内B细胞少见。脑脊液总蛋白含量多正常，只30%～40%的患者有轻中度升高，按国内报道多在1.5g/L以下。但在临床肯定的多发性硬化症患者中，90%有免疫球蛋白含量增高，可见于脑脊液总蛋白含量正常，其中绝大部分为IgG，偶见IgM与IgA升高。此外，尚见IgG指数增高。85%～95%I临床肯定的多发性硬化症患者，脑脊液中可检出IgG寡克隆带，有时为IgA与IgM寡克隆带，均不见于血清。脑脊液中球蛋白、IgG升高与寡克隆带出现均非本病特异，尚可见于多种神经系统疾病，如中枢神经系统感染（梅毒、病毒、细菌、原虫或寄生虫）、肿瘤（特别是肺源性脑转移）、脱髓鞘（急性播散性脑脊髓炎、急性感染性多发性神经根神经炎、肾上腺白质营养不良症）及脑血管性疾病，也见于系统性红斑狼疮，球蛋白血症并发中枢神经系统损害及多种原因导致的痴呆等。此外，在多发性硬化症活动时，尚可能在患者脑脊液中见到髓鞘碱性蛋白含量升高（正常值为4），特别是在急性期，升高率可达2/3以上，是髓鞘遭到破坏的近期指标。病情加重时，脑脊液中C9（补体）降低，也见酯酶、肽酶与蛋白酶活性升高，特别是在急性期，但同样并本病特异，尚可见于有些脑膜炎与脑炎患者。

2.电生理检测　目的在于检出亚临床病灶，帮助诊断，也有利于监护病情。对多发性硬化症，所有检测项目均非异常，解释时宜注意结合临床表现，全面考虑。

（1）视觉诱发电位（VEP）：75%～90% I临床肯定的多发性硬化症患者显示VEP异常。在临床肯定而没有视路病史的多发性硬化症患者中，53%～75%为阳性结果。

（2）在脊髓型多发性硬化症中，异常率较高。其异常表现为潜伏期延长或伴波形改变。也有用视动眼震性VEP检查的。

3.MRI的辅助诊断标准

（1）空间多发病灶的诊断标准：①至少有1个强化病灶或有9个T_2高信号病灶；②小脑幕下至少有1个病灶；③皮质下弓状纤维处至少有1个病灶；④脑室周围至少有3个病灶。以上每1个病灶至少大于3mm以上。在以上4条标准中必须同时满足3条或以上时，才能符合MRI空间多发病灶的诊断标准。

（2）时间上复发的诊断标准：①在临床起病后3个月或3个月以上，第1次检查MRI显示仍有病灶强化者，考虑时间上复发。如果MRI没有强化病灶，3个月后再次进行MRI检查，显示有新发的T_2病灶或新的强化病灶时，仍符合时间上的复发。②临床起病后3个月内首次检查MRI，但起病后3个月或3个月以上行再次的MRI检查显示有新的病灶强化者，考虑复发。如果MRI没有强化病灶，3个月后再次进行MRI检查，显示有新发的T_2病灶或新的强化病灶时，仍符合时间上的复发。以上2条标准中满足任何1条时，即符合MRI时间上复发缓解的诊断标准。

【诊断】

1.Poser确诊标准（1983）

（1）临床确诊MS（CDMS）：①CDMS 1有两次发作，临床提示两个部位病灶；OCDMS 2有两次发作，临床表现一个部位病灶，另一个为临床上病灶。

（2）实验支持确诊MS：①有两次发作，临床表现一个部位病灶，另一个为临床上病灶。脑脊液漏克隆区带阳性或IgG量增加；②有一次发作，临床提示两个部位病灶。

脑脊液漏克隆区带阳性或IgG量增加。③有一次发作，临床表现一个部位病灶，另一个为临床上病灶。脑脊液寡克隆区带阳性或IgG量增加。

（3）临床很可能MS：①两次发作，临床表现一个病灶。②一次发作，临床表现2个病灶。③一次发作，临床表现一个部位病灶，另一个为临床上病灶。

（4）实验室支持很可能MS：有两次发作，脑脊液漏克隆区带阳性或IgG量增加。体格检查时不一定有神经系统阳性体征。

2.脑脊液检查　新的诊断标准中对2SF没有制定严格的辅助诊断标准，仅说明脑脊液检查主要包括寡克隆区带和24hIgG合成指数；其异常结果仅反映病灶可能存在免疫功能紊乱或炎症反应。对空间上多发和时间上复发的反应缺乏特异性。同时受实验室条件的影响，容易出现假阳性。

3.诱发电位检查　没有制订严格的诊断标准，着重说明了视觉诱发电位异常主要表现为潜伏期延长。

【鉴别诊断】

临床上诊断多发性硬化应与一些酷似多发性硬化的疾病或综合征象鉴别。如表现为颅内多发病灶的血管源性疾病的多发脑梗死、抗磷脂抗体综合征、伴有皮质下梗死伴白质脑病的常染色体显性遗传性脑动脉病（CADASIL病）、系统性红斑狼疮性血管炎、大动脉炎等。各种颅内炎症性疾病，如人类T细胞病毒1型性脑脊髓炎（HTLVl）、莱姆病（Lyme病）、急性播散性脑脊髓炎等。各种遗传性脑白质营养不良性疾病。

1.急性播散性脑脊髓炎　本病为脱髓鞘性脑病，常在发病前2周左右有明显的病毒感染或疫苗接种史。突然发病，早期可出现头痛、体温升高，继而出现以大脑和脊髓损害为主的神经症状和体征，如脑损害的表现为惊厥、精神障碍、意识障碍，以及脑局灶性损害的体征，例如脑膜刺激征、脑神经麻痹、共济失调、偏瘫等；脊髓损害的表现，如早期的括约肌功能障碍及脊髓性感觉异常损害，完全截瘫等。病程为单相，一般持续数周后逐渐恢复，无复发。在MRI上多呈白质区大片T_1低信号，T_2为高信号或混合信号，病灶周围明显水肿，可出现占位效应。

2.亚急性联合变性　为维生素B_{12}缺乏引起，常继发于营养不良的情况下（如胃大部切除术后、结核性结肠炎、空回肠切除术后等），常伴随巨幼红细胞贫血，血清维生素B_{12}水平降低。临床表现为脊髓的侧索和后索损害的病症，常伴有周围神经损害。病程隐袭，呈缓慢进展。无缓解复发的临床过程。

【治疗】

1.发作期治疗 在急性发作时首先选用皮质类固醇药物治疗，可抑制炎症、缩短病程，常用的方法有：

（1）甲泼尼龙：大剂量、短程应用，多采用5日或7日疗法。开始剂量为1000 mg／日，静脉滴注，2～3日后减至500 mg／d，2日后减至250 mg／d，2日后改为125 mg／d，应用1日。其后应用泼尼松30 mg／d顿服，根据病情服用维持量。

（2）促肾上腺皮质激素（ACTH）：开始剂量为80 U／d，5～7日，40 U／d，4日，20 U／d，10日，10 U／d，3日后停药。肌内注射或静脉滴注。

（3）泼尼松：开始剂量为80 mg／d，6～8日，其后每周递减10～20 mg／d，总疗程4～6周，依据病情减量，常用维持量为10 mg／d。

（4）地塞米松：开始剂量为20 mg／d，6～8日，其后每隔4～5日减量5 mg／d，总疗程2～3周，减至5 mg／d，3～5日，静脉滴注；后改用泼尼松30 mg／d，口服，依据病情给予维持量。

（5）大剂量丙种球蛋白治疗：疗效报道不一，费用较高。具体用量，静脉免疫球蛋白用0.4 g／（kg·d），连续应用5日（总量为1～2 g／kg）。用法：静脉滴注，一般自慢速开始，初为40 mL／h，以每30 min增加10～15 mL的速度增至100 mL／h。

（6）β-干扰素治疗：主要应用于复发缓解型MS患者。国外报道应用IFNb-lb，小剂量为1.6 MU，每周应用2次，皮下注射，连续2年；大剂量8 MU，用法同前。另一种为IFNβ-1a，每周1次，每次剂量6 MU，肌内注射，连续应用2年。对RRMS的复发率减少30%～40%。

（7）G1atiramer acetate（Copaxone）：主要用于复发缓解型MS患者。国外报道可与干扰素联合应用，用量20 mg／d，皮下注射，连续应用1～2年。

（8）对原发进展型患者可应用米托蒽醌。

2.缓解期治疗 重点应为预防复发。

（1）免疫抑制药：主要有硫唑嘌呤、环磷酰胺及环孢素。常用于复发频率较高的患者。但不良反应较高，患者常在治疗过程中必须停药。硫唑嘌呤常用剂量为100～200 mg／d，可连用数月，其后期效果可维持数年。环磷酰胺400～500 mg／d，10～14 d为一疗程，后期效果也可维持数年。

（2）转移因子及丙种球蛋白：转移因子常用剂量为1 U，皮下注射，每周应用1次，用1个月，每月1次，用6个月。其后每2个月1次，用1～2年。丙种球蛋白每月应用1次，共3个月。其后每3～6个月1次，间歇应用1～2年。

（3）干扰素治疗：见发作期治疗。

（4）自体外周造血干细胞移植（autologous Peripheral blood stern cell transplatation，APBSCT）：主要用于进展型MS的治疗。

（5）对症治疗。①痉挛性肌张力增高：常应用巴氯芬，也可应用氯美扎酮等药物治疗。②痉挛性疼痛：可应用卡马西平或苯妥英钠等药物治疗。③括约肌功能障碍：对残余尿量少、尿频为主的患者可应用溴丙胺太林等药物治疗；残余尿量多时可应用导尿管导尿。外出社交活动或夜间睡眠时，女性可应用外导尿装置，男性可应用避孕套。对便秘者可应用富含纤维素的食品或麻仁润肠药等。④疲劳综合征：让患者学会自身调节，运动和休息相结合，解除心理负担因素。药物治疗常应用金刚烷胺，可缓解患者的疲劳症状。也可应用匹莫林等。⑤认知功能障碍：可应用茴拉西坦、石杉碱甲等药物治疗。⑥精神症状：抑郁者可应用SSRI类药物，如百忧解等药物。行为思维障碍者可应用奋乃静或利培酮等药物治疗。

（杜玲玲　王相璞　李志燕　于娟娟　李思侠　张文靓　郭　玲）

参考文献

[1]张宗久．加强药事与临床用药监管，促进药物合理应用[J]．中国药房．2005，
　（9）：644—648.

[2]喻佳洁，高学敏，李平，等．中成药标准化指南制订的思考与建议：以慢性肾脏病
　为例[J]．中国循证医学杂志．2019，（12）：1477—1480.

[3]田金洲，张伯礼，高学敏，等．制定中成药治疗优势病种临床应用指南的指导意
　见[J]．中国中西医结合杂志．2018，（1）：7—11.

[4]邱季，范鲁雁．临床药师为患者提供出院带药治疗建议的探讨[J]．中国药房，2007
　（02）：157—158.

[5]朱琦敏，邵思敏，张华剑，等．临床药师指导对老年慢性病患者合理用药及依从
　性的影响[J]．中国初级卫生保健，2022，36（06）：62—64.

[6]罗美凤，彭梅．心内科临床药师为出院患者提供用药指导的实践体会[J]．中国医
　院药学杂志，2011，31（23）：1970—1971.

[7]廖朝云，覃震常．出院患者用药指导内容与方法及实例分析[J]．中南药学，2008
　（01）：121—123.

[8]李生群．住院癫痫患者正确的服药指导及护理[J]．吉林医学，2011，32（10）：
　2062—2063.

[9]余芳，郑艳玲，董天一，等．家庭医生护理服务的老年人用药指导方式研究m.
　中国社会医学杂志，2021，38（04）：451—454.